AF473215

RECHERCHES

SUR LES

CAVITÉS CLOSES

DE L'ÉCONOMIE ANIMALE.

Ouvrages de M. Velpeau

QUI SE TROUVENT CHEZ LE MÊME LIBRAIRE.

NOUVEAUX ÉLÉMENS DE MÉDECINE OPÉRATOIRE, accompagnés d'un Atlas de 22 planches in-4, gravées, représentant les principaux procédés opératoires et un grand nombre d'instrumens de chirurgie. *Deuxième édition, entièrement refondue*, et augmentée d'un traité de petite chirurgie, avec 191 planches intercalées dans le texte. Paris, 1839, 4 forts vol. in-8 de chacun 800 pages et atlas in-4. 40 fr.

— Avec les planches de l'atlas coloriées. 60 fr.

DU STRABISME. Supplément aux *Nouveaux Elémens de Médecine opératoire*. Paris, 1842, in-8° de 180 pages. 3 fr.

MANUEL PRATIQUE DES MALADIES DES YEUX, d'après les leçons cliniques de M. A. A. Velpeau, par G. Jeanselme. Paris, 1840, 1 vol. grand in-18 de 676 pages. 6 fr.

DE L'OPÉRATION DU TRÉPAN DANS LES PLAIES DE TÊTE. Paris, 1834, in-8. 4 fr. 50 c.

DES LUXATIONS DE L'ÉPAULE. 1837. 1 fr. 50 c.

LETTRE SUR L'INTRODUCTION DE L'AIR DANS LES VEINES. Paris, 1838, in-8. 2 fr.

TRAITÉ COMPLET DE L'ART DES ACCOUCHEMENS, ou tocologie théorique et pratique, avec un abrégé des maladies qui compliquent la grossesse, le travail et les couches, et de celles qui affectent les enfans nouveau-nés. *Deuxième édition, augmentée et accompagnée de* 16 *planches gravées avec le plus grand soin*, 1835, 2 forts vol. in-8. 16 fr.

EMBRYOLOGIE OU OVOLOGIE HUMAINE, contenant l'histoire descriptive et iconographique de l'œuf humain; accompagnée de 15 planches dessinées d'après nature, et lithographiées par A. Chazal avec le plus grand soin. Paris, 1833, 1 vol. in-fol. cartonné. 25 fr.

DES CONVULSIONS CHEZ LES FEMMES, pendant la grossesse, pendant le travail et après l'accouchement. Paris, 1834, in-8. 3 fr. 50 c.

TRAITÉ COMPLET D'ANATOMIE CHIRURGICALE, GÉNÉRALE ET TOPOGRAPHIQUE DU CORPS HUMAIN, ou l'anatomie considérée dans ses rapports avec la pathologie chirurgicale et la médecine opératoire; *troisième édition, augmentée*. Paris, 1837, 2 vol. in-8, et atlas de 17 planches in-4. 25 fr.

MANUEL D'ANATOMIE CHIRURGICALE générale et topographique. Paris, 1837, in-18. 7 fr.

EXPOSITION D'UN CAS REMARQUABLE DE MALADIE CANCÉREUSE, avec oblitération de l'aorte, 1825, in-8. 2 fr. 50 c.

LEÇONS ORALES DE CLINIQUE CHIRURGICALE, faites à l'hôpital de la Charité, publiées par MM. Pavillon et G. Jeanselme. Paris, 1840, 3 vol. in-8. 21 fr.

IMPRIMÉ CHEZ PAUL RENOUARD,
rue Garancière, n. 5.

RECHERCHES

ANATOMIQUES, PHYSIOLOGIQUES ET PATHOLOGIQUES

SUR LES

CAVITÉS CLOSES,

NATURELLES OU ACCIDENTELLES

DE L'ÉCONOMIE ANIMALE,

PAR

A. VELPEAU,

Professeur de Clinique chirurgicale à la Faculté de Médecine de Paris,
Chirurgien de l'hôpital de la Charité,
Membre de l'Institut de France, de l'Académie royale de
Médecine, etc.

A PARIS.

CHEZ J.-B. BAILLIÈRE,

LIBRAIRE DE L'ACADÉMIE ROYALE DE MÉDECINE,

RUE DE L'ÉCOLE DE MÉDECINE, 17.

A LONDRES CHEZ H.^e BAILLIÈRE, 219, REGENT-STREET,

1843.

AVIS.

Deux cents observations, relatives à l'injection iodée, devaient compléter cet opuscule; mais, comme elles n'ont été ni présentées à l'Académie des sciences, ni insérées dans les *Annales de chirurgie* avec le reste du mémoire, il m'a semblé convenable d'en faire également abstraction ici. J'en publierai d'ailleurs un certain nombre séparément dans le journal où se trouve déjà le corps du travail.

J'indiquerai en même temps ce que m'ont appris les essais auxquels je me suis livré pour connaître l'action des injections iodées dans les veines et dans les artères.

Exposant le résultat de mes expériences, de mes observations personnelles, je n'ai point voulu toucher à l'historique du sujet : ce qui pourrait avoir été dit d'analogue antérieurement me viendrait en aide en confirmant ma manière de voir, et me ferait plaisir au lieu de me contrarier.

Au surplus, avant de décider si d'autres l'ont pensé ou dit avant moi, on voudra bien, j'ose l'espérer, voir si ce que j'avance est exact ou non, si la chirurgie peut retirer quelques fruits des faits que je raconte, si la doctrine que je propose ou que je défends mérite ou ne mérite pas la préférence sur celle qui règne généralement aujourd'hui, eu égard aux cavités closes et aux injections irritantes.

RECHERCHES

ANATOMIQUES, PHYSIOLOGIQUES ET PATHOLOGIQUES

SUR LES

CAVITÉS CLOSES,

NATURELLES OU ACCIDENTELLES

DE L'ÉCONOMIE ANIMALE.

CHAPITRE Ier.

Anatomie des cavités closes.

Il existe dans l'économie animale des cavités qui ne communiquent, soit directement, soit indirectement, ni avec l'atmosphère, ni avec le système vasculaire, qui sont en un mot complétement dépourvues d'ouverture. Ces cavités *sans issue,* disséminées dans toutes les régions du corps, sont extrêmement nombreuses, représentent un système, un ensemble tout particulier dans l'organisme. Il y en a de normales et d'anormales, de permanentes et de passagères. On les trouve partout où les organes sont exposés à glisser les uns sur les autres, à subir des changemens continuels, soit par leur ampliation, soit par leur affaissement, soit par leur mouvement, soit dans leur position. Bien qu'elles offrent des caractères communs, ces cavités diffèrent cependant assez les unes des autres pour qu'il soit indispensable de les diviser en plusieurs groupes. Aussi, peut-on établir des *cavités viscéreuses,* des *cavités articulaires*, des *cavités tendineuses*, des *cavités cel-*

luleuses, des *cavités glanduleuses*, des *cavités ganglionnaires*.

Une étude attentive de ces cavités, décrites jusqu'ici, quant à leur parois, sous le titre de *membranes séreuses* ou *synoviales*, m'a démontré qu'elles n'appartiennent ni à *des sacs*, ni à de véritables membranes, comme on le croit généralement, depuis Bichat. Les recherches multipliées auxquelles je me suis livré ne laissent, dans mon esprit, aucun doute à ce sujet. Aux divers âges de la vie intra-utérine, sur le cadavre de jeunes sujets, sur des adultes ou des vieillards, j'ai toujours trouvé à la place de *sacs* ou de *membranes* fermés, de *simples surfaces de cavités* sans ouverture. Ceci est d'ailleurs un fait très général, qui s'applique à d'autres parties de l'organisme.

Jusqu'à la fin de la troisième, et souvent même de la quatrième semaine de la vie embryonnaire, je n'ai trouvé à la portion libre des organes aucune apparence de membrane. Le corps entier ne semble être composé alors que d'une *substance homogène*, *gélatiniforme*, *fragile*. Les cavités qu'on y observe présentent partout de simples surfaces, ne sont nulle part tapissées par *des feuillets*, des membranes de tissu distinct. Dans ces premiers temps de l'existence, il n'y a point, dans les organes, de lamelles, de couches distinctes, de *membrane isolable ;* le tout se réduit à des *surfaces* et à des *parenchymes*. On voit une *surface cutanée*, une *surface muqueuse*, des *surfaces séreuses*, et rien qui puisse justifier le nom de membrane cutanée, de membrane muqueuse, de membrane séreuse, soit à la tête, soit à la poitrine, soit à l'abdomen.

Pour m'éclairer sur ce fait, j'ai d'abord sacrifié dix embryons âgés de quinze à trente jours.

Plus tard, pendant le reste de la vie intra-utérine, les parois des cavités closes revêtent, en se développant, quelques-uns des caractères des membranes, dans certaines régions du corps ou de leur étendue ; mais ces caractères, qui se dessinent de mieux en mieux jusqu'à l'âge adulte, et dont quelques-uns se maintiennent jusqu'au dernier terme de l'évolution organique, manquent, d'ailleurs, complétement dans un grand nombre des cavités dont il s'agit, et ne se trouvent sur tous les points d'aucune d'elles à quelque époque de la vie qu'on le cherche.

ART. Ier. *Cavités séreuses.*

C'est dans le groupe des cavités closes connues sous le nom de cavités séreuses que les apparences de sacs, de membranes sont, en effet, le plus marquées. Cependant, les cavités séreuses ne sont nulle part circonscrites par de véritables membranes dans toute leur étendue.

§ Ier. Cavités crâniennes.

A. — La membrane arachnoïde n'existe, comme membrane, qu'au niveau des anfractuosités, des scissures, des replis, des enfoncemens de la périphérie de l'encéphale. On la voit sous forme de toile, au-dessus du corps calleux, allant d'une circonvolution à l'autre, du lobule moyen au lobule antérieur, du pont de varole aux pédoncules, etc.; partout ailleurs elle est intimement confondue avec la pie-mère, et n'existe plus qu'à titre de *surface*. Il en est de même de ce qu'on appelle l'*arachnoïde pariétale*. Cette prétendue arachnoïde n'est que la surface interne de la dure-mère. Il n'est pas plus possible de la séparer sous forme de feuillet ou de lamelle que de diviser la dure-mére elle-même en plusieurs couches distinctes.

Jamais, dans les maladies, on n'a vu cette membrane soulevée, soit par du sérum, soit par du pus, soit par du sang. Les exsudations, les suppurations se font et se collent à sa surface libre et non point entre elle et la membrane fibreuse. Quelques pathologistes ont rapporté, il est vrai, des observations d'où il résulterait que le sang s'était épanché entre la dure-mère et l'arachnoïde, sous forme de caillots, chez les sujets dont ils parlent ; mais j'ai démontré par l'examen d'un fait semblable dès l'année 1825, et M. le docteur Baillarger a démontré depuis dans sa thèse, qu'on s'était fait illusion sur ce point. C'est une pellicule de nouvelle formation qui, se trouvant à la face cérébrale du caillot et se continuant tout autour avec la surface séreuse, en avait imposé dans ces observations. Je fis voir, en effet, après avoir détruit le caillot, après avoir lavé, fait macérer les points qu'il avait recouverts, qu'aucune lamelle n'avait été décollée de la dure-mère.

B. — Si l'on pénètre dans les cavités cérébrales, il n'est pas possible non plus d'y admettre l'arachnoïde à titre de membrane ; sous le corps calleux, sous la voûte à trois piliers, sur la portion libre des corps striés ou des couches optiques, sur les tubercules quadrijumeaux, dans le quatrième ventricule, dans l'aqueduc de Sylvius, il n'est point permis de croire à son existence autrement qu'à titre de surface. Dans tous ces lieux, les bosselures, les anfractuosités, les surfaces libres de la substance cérébrale sont lisses, luisantes, polies à la manière d'un corps inerte dont on aurait doucement pressé et régularisé l'extérieur ; mais il n'y a nul moyen d'en séparer une membrane séreuse indépendante ; tout prouve que c'est *la substance* même de l'organe qui a pris l'aspect d'une surface séreuse, et que ce n'est point une membrane qui est venue s'épanouir dans ces cavités pour en tapisser l'intérieur.

C. — Je n'hésite donc pas à conclure, qu'il n'y a dans le crâne aucune membrane formant un sac sans ouverture ; que la prétendue *membrane* séreuse du crâne est formée d'un grand nombre de lambeaux, allant d'une portion saillante des parties à l'autre et se perdant par leurs bords dans la substance cérébrale ou dans les autres tissus du voisinage. Les cavités séreuses du crâne sont ainsi au nombre de deux : la 1re, qui sépare les os du cerveau, a pour parois la face interne de la dure-mère, la face externe et saillante des bosselures cérébrales, et enfin les toiles libres qui vont, en forme de rideau, d'une partie saillante à l'autre ; la seconde, celle qui se trouve dans l'intérieur même du cerveau, a pour limites les faces interne et supérieure des corps striés et des couches optiques, la face libre des tubercules quadrijumeaux et du conduit qui passe au-dessous, puis la face supérieure du pont de Varole et des pédoncules du cervelet. Elle est complétée par la portion de pie-mère qui se trouve au-dessous du corps calleux et sur les côtés de la voûte à trois piliers.

§ 2. Colonne épinière.

La cavité séreuse de la colonne vertébrale ne représente pas non plus un tube membraneux comme l'a entendu Bichat. Il y a dans cette colonne deux cavités séreuses, séparées par une toile qui mérite seule le titre d'arachnoïde vertébrale. Une des cavités séreuses se voit entre cette toile et la dure-mère, l'autre existe entre elle et la pie-mère ou la périphérie de la moelle. Se continuant en haut avec l'arachnoïde cérébrale, cette membrane séreuse fournit à chaque nerf rachidien un petit entonnoir dont le bec se confond aussitôt avec la pie-mère. Nulle part cette dernière ne peut d'ailleurs être isolée en deux lames, n'est véritablement doublée de l'arachnoïde. L'enveloppe fibreuse de la moelle est tout-à-fait dans le même cas : sa face interne est comparable de tous points à celle de la dure-mère crânienne ; de sorte, que l'arachnoïde existe ici à titre de *cloison* pour séparer, dans la colonne vertébrale, les deux cavités séreuses dont les parois sont représentées par la dure-mère pour la cavité externe, par la pie-mère pour la cavité interne.

La disposition de l'arachnoïde spinale mettrait au surplus dans un véritable embarras les partisans de la doctrine de Bichat. Il faudrait, en effet, qu'ils en admissent trois feuillets, l'un, pour tapisser la dure-mère, l'autre, pour tapisser la pie-mère, et le troisième qui serait libre ou flottant entre les deux cavités. Comment refuser, en effet, une arachnoïde à la pie-mère rachidienne, quand on en accorde une à cette membrane dans le crâne, quand on l'admet à la surface de la dure-mère, et quand on remarque que c'est précisément entre la pie-mère et la cloison flottante que se rencontre la sérosité rachidienne ? D'un autre côté, quel motif pourrait justifier l'existence de l'arachnoïde ou d'une membrane séreuse à la surface interne de la dure-mère, si on accorde que la pie-mère en est dépourvue dans le canal vertébral ? Là, comme dans le crâne, il convient donc d'admettre des ***cavités à surfaces séreuses dépourvues d'issue*** et non plus des membranes séreuses.

§ 3. Thorax.

La plèvre et le péricarde, quoique plus favorables que l'arachnoïde aux doctrines de Bichat, n'en prouvent pas moins qu'il n'y a point là de sacs membraneux complets, comme l'entendait cet auteur.

A. — Dans le *péricarde*, on ne peut isoler le feuillet séreux que vis-à-vis des angles qui résultent de l'union de la couche fibreuse, soit avec les vaisseaux qui partent du cœur, soit avec le diaphragme. Ainsi une *lamelle séreuse* se réfléchit du péricarde sur l'aorte, une autre va du péricarde à l'artère pulmonaire, une autre du péricarde sur chaque veine-cave, une autre du péricarde sur la portion fibreuse du diaphragme, parce que les fibres du péricarde lui-même, continuant leur direction première, vont se perdre autour des vaisseaux, du côté du sommet de la poitrine ou bien dans le centre phrénique dont elles semblent être un dédoublement. Sur la face interne du péricarde, et à la face externe du cœur surtout, il n'y a plus qu'une surface séreuse au lieu d'une membrane véritable. Ici l'aspect séreux des surfaces est dû à la transformation de la substance propre, soit du cœur, soit du péricarde, et non pas à l'épanouissement d'un véritable feuillet membraneux.

Tous les points de cette surface qui ne sont exposés à aucun déplacement, à aucun changement de rapport pendant les mouvemens du cœur, du diaphragme ou des poumons, restent intimement confondus avec le tissu sous-jacent. On a de la sorte, une surface séreuse du cœur, une surface séreuse du péricarde, et quelques plaques de membrane séreuse disséminées çà et là, pour constituer la *cavité* séreuse du péricarde.

B. — *Plèvre.* — La surface de la cavit qui sépare les parois thoraciques des viscères de la poitrine, et que l'on désigne sous le nom de *plèvre*, n'existe non plus avec tous les caractères de véritable membrane que sur certaines portions de son étendue. En abandonnant les côtés de la colonne vertébrale pour gagner la racine des poumons ou les côtés du péricarde, la plèvre est tellement *libre* ou *isolable*, qu'on peut toujours la séparer et en former en cet endroit une toile réelle. Il en est de même en avant des viscères lorsque le médiastin se dédouble pour gagner les côtés du sternum ou la face postérieure des cartilages costaux. Au fond des rainures costo-diaphragmatiques, au sommet de la poitrine, sur les côtés de l'œsophage, il n'est guère possible également de contester à la plèvre ses caractères de membrane. Vis-à-vis des plans costaux ou inter-costaux, elle est, au contraire, confondue d'une manière si intime avec le tissu périostal, que déjà l'anatomiste éprouve un véritable embarras quand il s'agit d'en opérer l'isolement.

A la périphérie du poumon, la plèvre, dite pulmonaire, n'est plus une membrane. La macération, la cautérisation, la brûlure, l'exposition à l'air, l'inflammation, la vésication, les dissections les plus fines ne parviennent point à la soulever, à l'isoler comme lamelle indépendante. S'il est arrivé qu'on en ait détaché quelques lambeaux, ce n'est qu'en les construisant de toutes pièces aux dépens de la surface externe du poumon même. Aucune ligne de démarcation ne peut être remarquée entre la surface externe de ce viscère et la prétendue enveloppe que les anatomistes lui accordent. J'ai essayé sur un poumon qui faisait hernie, et qui était étranglé entre deux côtes chez un chien de forte taille, d'amener le soulèvement de la plèvre pulmonaire en appliquant successivement à quelques jours d'intervalle sur la hernie un vésicatoire, de l'ammoniaque liquide, de l'eau bouillante, sans y parvenir jamais.

Dans les inflammations où l'on voit, dit-on, les plèvres s'épaissir, ce sont des exsudations pathologiques qui s'établissent à la surface de l'organe enflammé et nullement une membrane préexistante qui devient ainsi plus évidente, plus épaisse.

Dans les points de la poitrine où les organes doivent laisser entre eux quelque espace libre, par exemple, au fond des rainures inter-lobulaires, entre les portions libres du bord postérieur du poumon et le devant du rachis, on voit des plis qui forment bien de véritables toiles, libres par leurs deux faces ; mais encore ces plis séreux ne sont en réalité que des couches de tissu cellulo-vasculaire, régularisées en surface séreuse. Nous verrons, en parlant du développement des cavités closes, qu'il ne peut pas en être autrement et qu'il est d'ailleurs très aisé de s'expliquer pourquoi les parois des cavités séreuses sont formées ici par de simples surfaces, là par une membrane facile à séparer, ailleurs par de véritables toiles libres, naturellement isolées. Qu'il me suffise de dire pour le moment que la plèvre et le péricarde ne sont point représentés par *un sac sans ouverture* susceptible d'être séparé par le scalpel, ni même par la pensée, des organes qu'il est censé tapisser.

§ 4. Abdomen.

Le bas-ventre est la cavité du corps où ce qu'on a dit des membranes séreuses est le plus rigoureusement applicable. Dans le mésentère, dans les méso-colons, à la racine des épiploons, au-devant du rein, sur les deux bords de l'estomac, au bord concave de l'intestin grêle, au-devant de la vessie, sur les côtés de l'utérus et dans un nombre assez considérable d'autres points, soit du diaphragme, soit du foie, soit des parois abdominales, le péritoine est effectivement susceptible de se détacher en véritable membrane. Il n'y a aucun lieu du corps où il soit possible d'enlever d'aussi larges lambeaux de membrane séreuse que de l'intérieur de l'abdomen. Cependant là encore le péritoine n'existe pas comme membrane indistinctement sur tous les points de la cavité séreuse dite péritonéale. Les faces antérieure et postérieure de l'estomac, la partie convexe des intestins grêles, les bosselures du gros intestin, la face postérieure de la vessie, les deux faces de l'utérus, l'extérieur du foie, ne se prêtent point à l'isolement réel d'une membrane purement séreuse. Sur les viscères à fibre charnue, mobile, la surface séreuse, étant doublée d'une couche fibrocellulaire assez épaisse, peut à la rigueur être détachée en membrane, mais il est clair alors que c'est une couche celluleuse devenue séreuse par sa surface libre et non point une membrane séreuse proprement dite. Sur le foie, organe d'un tissu dense et fragile tout à-la-fois, la surface séreuse fait évidemment partie de la couche sous-jacente qui se continue elle-même avec la trame parenchymateuse de l'organe formateur de la bile. Les mêmes remarques s'appliquent de tous points à la surface séreuse de l'utérus. L'ovaire, dont le volume ne varie pas à chaque instant comme celui des intestins, ne présente également qu'une surface séreuse au lieu d'une véritable membrane. Derrière la ligne blanche, au voisinage de l'ombilic, la surface séreuse est si bien confondue avec les autres tissus de la paroi abdominale, qu'il est impossible de l'en séparer autrement que par la formation artificielle d'un péritoine *traumatique.*

Ce qui a fait décrire comme autant de membranes distinctes les parois des cavités séreuses, c'est évidemment l'aspect régulier, la *continuité incontestable de toute la surface séreuse.* Comme cette surface appartient à de véritables membranes, dans certains points, on en a conclu que la membrane devait exister aussi dans les régions où rien ne permettait de l'isoler. Il suffit, pour faire ressortir l'inexactitude d'une pareille supposition, de se rappeler que les membranes séreuses ne préexistent pas aux organes tapissés par elles, que les plus évidentes ne sont distinctes qu'à une période fort avancée de l'état embryonnaire; que toutes ces surfaces s'établissent insensiblement là où elles doivent rester au lieu de s'y appliquer à la manière d'un voile qui se déploie.

Art. II. — *Cavités articulaires ou synoviales.*

Les articulations mobiles présentent toutes des cavités closes; toutes ont été, pour cette raison, comparées aux cavités séreuses dont j'ai parlé précédemment; une membrane en tapisserait complétement l'intérieur et couvrirait de la sorte la face libre des cartilages, le contour des cavités et des têtes articulaires, la face interne des ligamens ou des capsules, de manière enfin à représenter un sac dont la continuité ne serait nulle part interrompue, si on en croyait Bichat et la presque totalité des anatomistes modernes.

Des recherches, des dissections, variées de toutes façons, me portent à soutenir que Bichat s'est trompé sous ce rapport : non-seulement il n'y a point de membrane synoviale à la face libre des cartilages, mais encore cette membrane manque également à la face interne de la plupart des ligamens. Prenons le genou pour exemple : si l'on cherche la membrane synoviale derrière le ligament rotulien ou la terminaison du tendon des muscles de la cuisse, on ne l'isolera point comme membrane distincte. Il en sera de même vis-à-vis du ligament latéral interne et des autres plaques fibreuses du pourtour de l'articulation. Ce n'est guère qu'en dehors, sur le contour des surfaces cartilagineuses, dans les rainures qui séparent l'enveloppe fibreuse des têtes articulaires, qu'on trouve une membrane synoviale réelle; encore semble-t-elle faire partie des plis, des franges, des paquets cellulo-graisseux appelés *glandes synoviales* sur plusieurs de ces points.

Aucune expérience n'a mis à même de démontrer l'existence de la membrane synoviale sur les cartilages du genou. Béclard, qui croyait avoir mis cette existence hors de toute contestation, en montrant qu'une lamelle de cartilage, lentement détachée par de douces tractions, se sépare du reste de la surface sous forme d'une simple foliole transparente, n'a évidemment rien prouvé. J'ai répété souvent l'expérience de Béclard et j'ai vu que le petit feuillet invoqué par lui n'est autre chose que la couche la plus superficielle du cartilage lui-même. Les dissections, les injections les plus fines n'ont permis à personne de mettre en évidence un tissu synovial jusque vers le milieu des surfaces libres des cartilages articulaires. D'ailleurs, les injections passant d'un bord à l'autre de la surface articulaire ne démontreraient pas plus l'existence d'une membrane synoviale qu'elles ne démontrent l'existence d'une conjonctive sur le devant de la cornée transparente.

S'il existait, comme je l'ai cru moi-même, une membrane synoviale à la surface du cartilage du genou, cette membrane s'enflammerait, se vasculariserait, s'épaissirait, deviendrait le siége d'une foule de productions, d'altérations pathologiques chez les personnes, en si grand nombre, que tourmentent les maladies de l'articulation fémoro-tibiale. Depuis 1826 que j'étudie avec soin cette question et que je provoque la controverse sur elle, il ne m'a point été donné de voir un seul cas où la membrane synoviale d'une articulation quelconque ait paru avoir été le siége primitif du mal. Soit que les malades aient succombé à un rhumatisme aigu, à une inflammation articulaire de toute autre nature; soit qu'ils eussent succombé au bout de quinze jours, d'un mois, de six mois ou au bout de plusieurs années ; soit qu'ils fussent sains, d'ailleurs, ou bien entachés de syphilis, de tubercules, de cancer ; soit que j'aie examiné le membre après l'avoir séparé du corps vivant par l'amputation, ou que mes recherches aient porté directement sur le cadavre, j'ai constamment trouvé, ou que la maladie avait débuté par les os, ou bien qu'elle était venue des parties molles situées en dehors des plaques cartilagineuses articulaires. Cent fois j'ai trouvé toutes les franges, dites *synoviales*, la face interne de toute la capsule transformée en fongosités épaisses, tantôt d'un rouge violacé, d'autres fois d'un rouge grisâtre ou d'un gris purulent, comme lardacées, friables, quelquefois tuberculeuses; dans certains cas, le contour des os était érodé, carié ou nécrosé ; les cartilages eux-mêmes étaient détruits, usés, dissous, en quelque sorte morcelés et toute l'articulation pleine de pus ou de matière hétérogène. Jamais cependant je n'ai vu la surface synoviale des cartilages injectée, vascularisée, offrir la moindre apparence de membrane primitive.

Les observations contraires qui ont été publiées tiennent à une interprétation fautive. Lorsqu'une articulation devient malade, l'affection débute quelquefois par le tissu osseux au point de jonction avec le cartilage. On voit parfois, en pareil cas, le réseau vasculaire se raréfier de telle sorte qu'il en résulte un boursouflement notable de la couche osseuse correspondante et que le cartilage finit par être soulevé. Le travail pathologique continuant, isole de plus en plus le cartilage qui se fendille, s'use ou se laisse dissoudre au sein même de l'articulation. Aussi ne trouve-t-on plus à sa place, à une période avancée de l'affection, qu'une couche fongueuse, rougeâtre, très vasculaire et d'une épaisseur variable; c'est cette couche qui a été prise pour une membrane synoviale, épaissie, vascularisée, dégénérée.

Si, au lieu de débuter par les os, la maladie se montre d'abord à l'intérieur de la capsule, il arrive de deux choses l'une :

1° Les tissus primitivement enflammés vivifient en quelque sorte, de proche en proche, les autres points de l'articulation restés sains. La vascularisation, devenue accidentellement très vive, à la circonférence des cartilages, les pénètre peu-à-peu, et en gagne même dans certains cas rares, la face libre jusqu à une assez grande distance. On s'explique ainsi comment il a été possible de soutenir que la membrane synoviale se prolonge d'un côté à l'autre, entre les têtes articulaires et ne s'arrête point aux bords des facettes cartilagineuses; mais il est facile de voir que c'est un travail analogue à celui qui rend parfois le devant de la cornée fongueux quoique, pourtant, il n'y ait pas de conjonctive à l'état normal sur la face antérieure de la cornée.

2° Le plus souvent les matières épanchées dans une articulation enflammée se concrètent en partie sous forme de *grumeaux*, de *filamens*, de *pelotons* ou de *plaques* membraniformes. Lorsque ces concrétions s'infiltrent, s'établissent entre les surfaces articulaires, elles peuvent s'y organiser comme partout ailleurs, s'y transformer en véritables fausses membranes, qui ne tardent pas à se pénétrer d'un système vasculaire assez riche. — La lymphe plastique qui donne le plus souvent et le plus facilement lieu à ces productions n'est pas la seule néanmoins qui puisse les faire naître. Le sang mêlé à du sérum en est aussi quelquefois le point de départ ; bien plus, j'ai vu dans le genou des plaques, des pelotons de pus concret évidemment organisés, évidemment parsemés de vaisseaux, quoique les tissus extérieurs n'eussent point encore contracté d'adhérence intime avec eux. En pareil cas, les cartilages, isolés d'eux-mêmes, ou se ramollissent, ou se dissolvent, ou se vascularisent, de manière à disparaître bientôt dans la masse fongueuse de nouvelle formation. Il m'est arrivé souvent de découvrir au milieu de couches semblables, épaisses d'un demi-centimètre, des plaques de cartilage complétement isolées, et conservant d'ailleurs tous les caractères de leur état normal. Dans d'autres cas, je les ai trouvées au-dessous, cachées par la membrane fongueuse et tout-à-fait dépourvues d'altération appréciable. Ce sont là des observations, que chacun est à même de faire dans les hôpitaux et dans les amphithéâtres.

J'ai souvent tenu des articulations d'animaux en contact avec l'atmosphère pendant plusieurs semaines; l'inflammation s'y est établie à des degrés divers; les ligamens, tous les tissus naturellement vasculaires ont subi, sous mes yeux, des altérations, des dégénérescences variées; les cartilages ont été détachés, en quelque sorte expulsés par la vascularisation des os sous-jacens, ont été détruits insensiblement par érosion ou par dissolution; mais je n'ai jamais vu leur surface libre se vasculariser la première, et la moindre apparence de membrane synoviale se développer sur eux. Les expériences sur les animaux vivans sont d'ailleurs parfaitement inutiles pour résoudre une semblable question. L'homme ne présente que trop d'occasion au chirurgien de voir ce qui survient dans les articulations mises à nu. N'a-t-on pas tous les jours en effet des plaies, des amputations, des résections qui permettent de voir pendant plusieurs semaines, ou même plusieurs mois de suite, ce que deviennent les portions libres de la tête ou des cavités des os ?

Chez un malade dont j'avais désarticulé la jambe, j'ai suivi jour par jour le travail qui a fait disparaître les cartilages des condyles du fémur. Au bout de huit jours, la circonférence de ce cartilage était tellement amincie qu'on la voyait s'échancrer d'espace en espace à la manière d'une couche mince de tissu inerte : nous pûmes constater aussi que la vascularisation se faisait au-dessous et le détachait à mesure; si bien qu'il tomba par parcelles sous forme d'écailles et après avoir été plus ou moins noirci par les objets extérieurs. J'ai renouvelé cette observation plusieurs fois sur le genou, souvent sur les doigts, sur les articulations du poignet, sur le coude, une fois sur la cavité glénoïde, un grand nombre de fois sur les articulations du pied, et constamment j'ai pu m'assurer que le travail pathologique qui vascularise tous les tissus voisins pour cicatriser les plaies, tend à faire disparaître les cartilages sans rien faire naître qui ressemble à une membrane synoviale sur eux.

Ce que j'avance ici est au surplus si constant; il est si positif que les articulations enflammées, en suppuration, malades d'une façon quelconque, qui vascularisent, qui transforment en tissus fongueux, et les os, et les enveloppes fibro-celluleuses, ne font rien naître d'analogue aux membranes, à la surface des cartilages lisses, qu'aucun chirurgien n'oserait soutenir le contraire après y avoir regardé de bonne foi dans un hôpital pendant un an.

En supposant qu'il restât encore des doutes pour quelque grande articulation, comme celle du genou, de la hanche, de l'épaule, serait-il permis d'hésiter quand on se rappelle la disposition des articulations du tarse et du métatarse, par exemple; où trouver dans ces dernières jointures quoi que ce soit qui ressemble à une membrane, à la surface de tant de petites facettes cartilagineuses, et quand on songe à la densité, à la rareté des quelques bandelettes fibreuses qui les entourent?

Il existe deux autres cavités qui prouveraient sans réplique à elles seules que les *cavités synoviales* ne sont pas tapissées par des membranes. Je veux parler de la petite cavité qui se trouve parfois au centre des cartilages inter-vertébraux et de celle qui existe au milieu de la symphyse pubienne. Comme M. Pailloux, qui l'a décrite le premier, j'ai trouvé dans les cartilages vertébraux une cavité de huit à dix millimètres de large, remplie d'une matière synoviale et douée de parois assez lisses ; mais à la différence de l'anatomiste que je viens de citer, et qui croit avoir trouvé là une *membrane synoviale,* j'ai vu que cette cavité avait pour parois le tissu même du fibro-cartilage et qu'elle s'y était établie à la manière des cavités qui existent dans les éponges, dans le pain, dans le verre, dans les glaces. Je ne pense pas du reste que personne voulût soutenir aujourd'hui, après y avoir réfléchi un instant, que la symphyse des pubis et la cavité centrale des cartilages vertébraux sont munies d'une membrane synoviale. Partout donc il faut admettre dans les articulations des *cavités synoviales* et non plus de *membranes* ou *sacs sans ouvertures.* Au lieu d'un sac continu, membraneux et sans ouverture, il faut convenir que ces cavités empruntent leurs parois aux cartilages et aux tissus ligamenteux.

ART. III. *Cavités synoviales tendineuses.*

Partout où les tendons sont obligés de frotter contre les os, les cartilages ou le tissu fibreux, ils font naître des cavités closes disposées à-peu-près comme celles des articulations, si ce n'est que la forme en est notablement plus variable.

A. — Membre thoracique.

§ 1er. Sur la face palmaire des *doigts*, par exemple, ces cavités représentent des sortes *d'étuis* qui viennent se perdre en une toile commune dans la paume de la main.

Représentés en arrière par la face antérieure des phalanges, en avant par un plafond fibreux à-peu-près immobile, les étuis tendineux du devant des doigts ont une *surface synoviale*, mais ne présentent en réalité que quelques lambeaux de *membrane* synoviale isolables çà et là sur différens points de leur longueur.

L'espèce de toile libre qui fixe le tendon du fléchisseur profond sur le quart antérieur de la seconde phalange, et celle qui fixe le tendon du fléchisseur sublime de la même manière sur le devant de la première phalange, n'est pas un ruban purement synovial ; elle a pour base une trame fibreuse dont les faces sont naturellement onctueuses et lisses, mais il n'y a point là de lamelle synoviale pure. Le poli des tissus n'indique partout dans ces coulisses que la surface libre des couches fibreuses qui les constituent.

§ 2. A la *paume de la main*, en abandonnant les doigts, le tissu synovial se montre sous l'aspect de toiles généralement très manifestes. Aussi n'y a-t-il point dans cette région de cavités synoviales régulières, constantes, qui puissent, sous ce rapport, être comparées à celles des coulisses digitales. Du reste, il n'en existe pas moins dans la paume des mains des cavités synoviales nombreuses. L'une d'elles peut être démontrée entre le paquet tendineux et l'aponévrose palmaire en avant, puis un autre entre le même paquet de tendons et la légère couche aponévrotique qui voile les muscles inter-osseux en arrière. On en trouve entre chaque tendon du sublime et du profond, entre les deux tendons qui vont à un doigt et les deux tendons voisins.

Mais il est juste d'avouer que toutes ces cavités sont plutôt artificielles que naturelles ; qu'il en est plusieurs dont la terminaison en cul-de-sac est évidente soit du côté des doigts, soit du côté du poignet, tandis que d'autres se continuent manifestement, sans ligne de démarcation, avec l'intérieur de la coulisse digitale correspondante. Ayant pour trame un tissu fibro-celluleux d'épaisseur et de densité fort inégales, ces différentes toiles se laissent volontiers isoler des aponévroses contiguës : mais la face libre des tendons n'en fait pas moins partie intégrante des cavités séreuses que complètent d'autre part les toiles synoviales que je viens d'énumérer. Partout on reconnaît que le poli synovial des tendons fléchisseurs des doigts fait partie de leur couche la plus extérieure et ne représente point un tissu particulier. Il est d'ailleurs généralement admis que les toiles synoviales de la paume des mains tiennent en quelque sorte le milieu entre les autres tissus de l'économie et le tissu synovial proprement dit.

§ 3. *Face palmaire du poignet.* — Ce que j'ai dit de la paume des mains se retrouve au-devant du carpe. Toutefois, les cavités synoviales sont mieux formulées dans cette dernière région que dans la première ; il y a effectivement une cavité close très manifeste entre le ligament annulaire du carpe et les tendons, et il en existe une seconde non moins évidente entre les tendons et les os de la région. Ces deux principales cavités, qui, dans l'ordre normal, ne communiquent point entre elles, sont fréquemment divisées en plusieurs loges par des sortes de cloisons placées en long entre

2.

leurs parois fixes et le tendon correspondant. Il en résulte que les tendons du petit doigt, par exemple, et que ceux du pouce ont chacun une sorte de cavité synoviale tout-à-fait indépendante de la cavité du principal paquet tendineux dans lequel il est également facile de retrouver un nombre variable de cavités synoviales secondaires. Du reste, on remarque là, mieux qu'à la paume des mains, l'existence d'une surface synoviale faisant partie de la face libre ou interne du ligament annulaire du carpe, et la face libre de tous les ligamens de la région antérieure des os qui entrent dans la composition du poignet. Il en est de même de la périphérie des tendons proprement dits; et l'on voit en outre que les toiles dites synoviales sont constituées par un tissu cellulo-fibreux dont les faces libres ont pris l'aspect lisse, poli et onctueux qui est un des attributs du tissu synovial.

§ 4. *Dos de la main.*— Les tendons extenseurs des doigts ont aussi des toiles synoviales et des nuances de la grande classe des cavités closes. Cependant ce sont des caractères qui ne leur sont pas généralement attribués. Une toile fibrocelluleuse unit par les côtés tous les tendons sur le métacarpe. Il est aisé, en soulevant cette toile, de montrer entre elle et les tissus sous-jacens une véritable cavité close. Seulement cette cavité qui se divise en autant de branches qu'il y a de doigts n'existe que par l'effet de l'art ou des maladies. Dans l'état normal les couches organiques qui en forment les parois ne sont ni lisses, ni polies, ni onctueuses comme celles dont j'ai parlé jusqu'ici. Ce sont elles qui montrent sans réplique l'identité d'origine des cavités celluleuses et des cavités synoviales.

§ 5. Au poignet, les cavités synoviales redeviennent

évidentes, en arrière comme en avant. Il y en a même là de toutes les sortes : une petite pour le tendon du cubital antérieur ; une beaucoup plus allongée pour les tendons du petit doigt, une pour les deux doigts du milieu, une pour les tendons de l'index, une pour chacun des tendons qui vont au pouce ; il y en a d'autres encore entre le paquet des tendons extenseurs et le ligament annulaire postérieur du carpe, puis, plus profondément entre les tendons et les os. Toutes ces cavités et toiles conservent une partie des caractères de celles du dos du métacarpe, c'est-à-dire, une association des caractères du tissu fibro-celluleux libre et du tissu synovial proprement dit.

La tête du radius présente quelque chose de plus complet : les tendons des radiaux externes, du long abducteur et du court extenseur du pouce sont enveloppés là dans autant de coulisses ostéo-fibreuses, dont la cavité est tout-à-fait lisse et synoviale. Cependant s'il est vrai de dire que la cavité close soit complète ici, il l'est aussi qu'elle se trouve entremêlée de lamelles cellulo-synoviales libres, et que sur les parois solides il n'y a point de membrane spéciale susceptible d'en être isolée.

§ 6. *Coude*. — Les cavités closes qui avoisinent certains tendons du coude sont peu nombreuses et mal dessinées. Celles qui existent parfois entre le muscle brachial antérieur et la poulie articulaire, entre le triceps et le bec de l'olécrane, méritent à peine le titre de cavité synoviale. Il n'y a que celle de la tubérosité bicipitale du radius qui soit digne d'être mentionnée. Celle-ci en effet est complète et permet mieux qu'aucune autre de constater ce que j'ai avancé de toutes les cavités séreuses ou synoviales en général. Ainsi sur l'os qui forme la paroi profonde de la cavité, une simple surface et nulle apparence de membrane synoviale. La même chose se voit sur la face correspondante du tendon, qui représente la paroi supérieure de cette cavité. Tout autour au contraire on remarque une sorte de toile formée par les tissus voisins, et dont la face interne est lisse, onctueuse comme les portions du tendon du biceps et du radius qui se voient dans cette cavité.

§ 7. L'épaule présente entre les deux tubérosités de l'humérus une coulisse pour le passage de la longue portion du muscle biceps. Cette coulisse, qui se continue avec la cavité articulaire, est comparable de tous points aux coulisses antérieures des doigts ; sa gouttière profonde ou osseuse présente l'aspect synovial, sans qu'il soit possible d'en détacher une lamelle distincte du tissu cellulo-fibreux. Il en est de même de quelques rubans de sa région antérieure ; l'espèce de toile qui la sépare quelquefois en plusieurs loges n'est également que du tissu cellulo-fibreux rendu lisse et onctueux par les frottemens.

B. — Membre inférieur.

Sous le point de vue des cavités synoviales tendineuses, le membre inférieur répète assez exactement le membre thoracique.

§ 1. *Pieds.* — Quoique plus courtes et un peu moins solides qu'aux doigts, les coulisses ostéo-fibreuses de la face plantaire des orteils n'en sont pas moins des *cavités* synoviales pures au lieu d'être, comme on le dit généralement, tapissées par des *membranes* synoviales susceptibles d'être isolées, à titre de bourses closes, des tissus voisins. Moins multipliés et moins mobiles, les tendons fléchisseurs des orteils à la plante du pied sont plutôt entremêlés de cavités celluleuses que de cavités franchement synoviales. Mais si l'on examine les extenseurs des orteils sur le dos des phalanges ou à la face supérieure du tarse et du métatarse, on les trouve enveloppées ou avoisinées de cavités closes uniquement celluleuses comme sur le dos de la main.

§ 2. Autour de l'*articulation tibio-tarsienne* les cavités synoviales tendineuses reprennent tous leurs caractères : en avant, sur le coude-pied, elles sont encore plus celluleuses que synoviales ; en dedans, celle du fléchisseur commun est presque toute celluleuse aussi. Il n'en est plus de même de celle du jambier postérieur, qui est à-peu-près complétement ostéo-fibreuse d'un bout à l'autre. La cavité close du long fléchisseur du gros orteil, qui n'est membraneuse que partiellement et sur les côtés seulement, tient pour ainsi dire le milieu entre la précédente et celle du fléchisseur commun.

Les péroniers latéraux ont une cavité à parois solide, en ce qui concerne la gouttière postérieure de la malléole externe. Personne, je pense, ne voudrait soutenir qu'une membrane synoviale pourrait être détachée du fond de cette coulisse et des tendons voisins au point d'en former une ampoule dépourvue d'ouverture.

§ 3. *Jarret.* — Comme le pied, le jarret offre des cavités synoviales tendineuses diversement nuancées. Entre les tendons du couturier et du grêle interne, du demi-tendineux et du demi-membraneux, les surfaces synoviales, presque entièrement celluleuses, sont parfois assez isolables pour donner l'idée d'une *poche* purement membraneuse. Si l'on pénètre plus profondément, il n'en est plus de même. La cavité du tendon poplité et de la racine des jumeaux a pour parois la face libre de l'os ou du périoste dans un sens, la face profonde du tendon dans le sens opposé ; et ces deux parois, qui sont les plus étendues, font partie du tissu même des organes au lieu d'être constituées par une membrane distincte qui se serait déployée sur elles.

§ 4. A la *hanche*, les cavités synoviales ne sont point non plus formées par des ampoules membraneuses. Celles qui existent entre le tendon du grand fessier et le fémur sont plutôt celluleuses que synoviales. C'est entre le tendon des muscles psoas et iliaque d'une part, et le corps des pubis ou le devant de l'articulation coxo-fémorale de l'autre, qu'il serait permis de songer à une membrane synoviale.

Eh bien! là encore, ce sont les faces du tissu propre des os ou de la capsule en arrière, du tendon en avant, qui ont pris le poli, l'aspect lisse ou onctueux du *tissu* synovial qui ne peut réellement être supposé que dans les parois périphériques de la cavité. Le tendon du muscle obturateur interne, passant sur la gorge de la petite échancrure sciatique, offre un autre exemple frappant de cette disposition. Si on soulève ce tendon, après avoir ouvert la cavité close qui le sépare de l'os, on aperçoit de chaque côté une sorte de toile faisant partie du tissu cellulaire voisin et se continuant avec les bords du tendon en arrière, avec le périoste de l'os en avant. Qu'on essaie ensuite de séparer cette toile d'un de ses côtés à l'autre et l'on verra aussitôt qu'on agit sur le tissu du tendon même ou sur le périoste, et qu'il n'y a plus là de membrane synoviale.

§ 5. *Tête.* — Il n'est pas jusqu'aux très petites et très rares cavités synoviales tendineuses de la tête qui ne puissent être rapprochées par leur contexture de toutes celles que je viens de passer en revue. La petite cavité synoviale qui entoure le tendon du muscle péristaphylin externe sur le crochet de l'apophyse ptérygoïde, en est une preuve nouvelle. Soit qu'on l'examine sur le tendon, soit qu'on l'étudie sur le crochet osseux, on peut effectivement se convaincre que cette cavité est formée par les parois des organes mêmes, et non point par une ampoule membraneuse qui se serait établie entre eux. D'où il suit donc que partout les cavités synoviales tendineuses doivent conserver le titre de *cavités closes*, de *cavités synoviales*, si l'on veut, mais que le nom de *bourse* ou de *membrane* synoviale ne convient à aucun titre à leurs parois.

§ 6. Les cavités synoviales qui existent autour du tendon *hyoïdien* du muscle digastrique, sur le sommet du petit trochanter, entre le tendon d'Achille et le calcanéum, entre le tendon des muscles petit et moyen fessier, offrent toutes le caractère commun des autres cavités synoviales examinées jusqu'ici, c'est-à-dire, que si leurs parois ont quelque apparence de membrane dans certains points, il est tout-à-fait impossible de les isoler de la surface osseuse, cartilagineuse ou tendineuse qui les avoisine d'autre part. Ce caractère des cavités synoviales tendineuses est tellement constant que je ne lui connais aucune exception. Il faut dire toutefois que les gaînes surfaces synoviales tendineuses ne sont pas dépourvues d'apparence membraneuse d'une manière aussi absolue que certaines cavités synoviales articulaires ou cartilagineuses. Ainsi, nulle part on ne trouve sous les tendons quoi que ce soit qui puisse être comparé à la cavité synoviale des cartilages intervertébraux, de l'articulation des pubis, ou de l'articulation sacro-iliaque.

ART. IV. — *Cavités closes du tissu cellulaire.*

Je donne le nom de *cavité celluleuse* à des cavités closes placées entre les tégumens et les tissus sous-jacens, ou bien entre certaines couches ostéo-fibreuses étrangères aux articulations et aux tendons. Ces sortes de cavités ont des parois décrites jusqu'à présent sous le nom de *bourses muqueuses*, de membranes séreuses ou synoviales sous-cutanées, sont excessivement nombreuses. Il en existe à la tête, au cou, au tronc et sur les différentes régions des membres. Plusieurs d'entre elles sont constantes ou normales ; quelques autres manquent ou existent selon la conformation individuelle ou les occupations personnelles de chaque sujet. Aussi est-il impossible d'en spécifier exactement le nombre.

Qu'elles soient primitives ou qu'elles ne se soient montrées que par accident, les cavités closes du tissu cellulaire n'en sont pas moins constituées sur le type général des autres cavités closes de l'économie. Au lieu d'être entourées de membranes, de bourses, comme on le dit généralement, elles sont partout des variétés d'ampoule, de cellule, d'espace inter-lamellaire. Pour les isoler des couches voisines, il faut en quelque sorte les créer de toute pièce ; nulle part il n'est possible de les arracher, de les extraire en bloc : c'est à grand'peine si on en détache quelques lambeaux à coups de scalpel et par une dissection pénible ; la plupart d'entre elles résistent à la dissection et restent partie intégrante des organes serrés qui se trouvent au-dessous.

Pour obtenir une de ces ampoules entières hors du corps, il faudrait absolument la tailler pour ainsi dire à coups d'instrument tranchant dans la substance même des tissus qui la renferment, et jamais on n'en trouve qui puisse être dégagée de sa place à la manière des kystes hydatiques.

A. *Tête.* — Les cavités celluleuses de la tête ne font point exception à la disposition que je viens de rappeler.

§ 1er. Les parois de celles qui existent sur l'articulation *temporo-maxillaire* font partie en dehors des couches celluleuses qui doublent la peau ; en dedans on ne le distingue point du ligament latéral externe de l'articulation, des lamelles fibreuses qui recouvrent le condyle de la mâchoire. Ce n'est qu'à leur circonférence, au point de confusion de leurs deux moitiés, qu'il serait, à la rigueur, possible d'en faire une membrane.

§ 2. La surface de la cavité close qui se voit sur *l'angle de l'os maxillaire* inférieur, quoique plus lamelleuse, mieux susceptible d'être isolée que la précédente, n'en fait pas moins partie du tissu fibreux ou périostal sur la saillie osseuse qui proémine à son intérieur.

§ 3. *Sur le menton*, la cavité muqueuse qu'on y a plus d'une fois observée est douée d'une surface encore plus complétement confondue que dans les deux précédentes avec le périoste en arrière, avec le tissu sous-cutané et le tissu charnu en avant. A part la densité, l'inflexibilité des parties, cette cavité peut être comparée, pour sa dépendance absolue des couches voisines, à la cavité des plaques intervertébrales.

B. *Cou.* — La cavité celluleuse sous-cutanée du cou et qui se voit sur la saillie du cartilage thyroïde est une des plus *isolables* qui existe. Les tissus sont tellement mobiles dans ce lieu que le cartilage ne contracte presque jamais d'adhérence avec eux, et que la cavité muqueuse qu'il fait naître a des parois qui glissent aussi bien sur lui par sa région postérieure que sur la face profonde de la peau par sa région antérieure. Il n'en est pas moins évident que cette cavité n'est point entourée d'un organe particulier, qu'elle est due à l'isolement de deux lamelles celluleuses naturellement très lâches, très mobiles et qui se sont approprié les couches celluleuses voisines.

C. *Tronc.* — Sur l'apophyse épineuse de la septième vertèbre sur la saillie des gibbosités, les cavités muqueuses du tronc sont susceptibles, comme au voisinage des tendons, d'être détachées, isolées par leur région sous-cutanée ou mobile;

mais elles ne le peuvent plus quand il s'agit de leur paroi fixe, de la région qui correspond aux saillies osseuses. Il en est de même de celles qui se rencontrent sur le sternum chez certains ouvriers, les menuisiers, les cordonniers, par exemple.

Il n'est pas jusqu'aux cavités celluleuses qu'on rencontre quelquefois, soit dans la région dorsale, soit dans la région lombaire, en dehors de la colonne vertébrale, qui se refusent à l'isolement en forme de bourse ou de capsule. Quand même il serait possible de détacher sans dissection leur face cutanée, on n'en serait pas moins forcé d'admettre que leur paroi profonde se confond, comme si elle en faisait partie, avec le tissu, les couches de l'aponévrose.

D. *Membre thoracique.* — Se développant partout où il existe des saillies solides sur lesquelles la peau est obligée de glisser, les cavités closes du tissu cellulaire doivent être très multipliées au membre thoracique.

§ 1. *Epaule.* — On trouve une très large cavité close sur l'angle inférieur du scapulum où elle semble être en quelque sorte percée par la saillie osseuse et où il serait impossible d'en faire une ampoule distincte. Celle qui existe entre le trapèze et l'épine de l'omoplate appartient plutôt aux cavités tendineuses qu'aux cavités celluleuses. Sa surface est d'ailleurs représentée en grande partie par la surface de l'os et par la région correspondante d'une plaque fibreuse du muscle trapèze. Elle n'est lamelleuse et distincte que par ses bords ou sa circonférence.

Sur le dos de l'acromion, la cavité celluleuse n'est lamellée ou isolable que par son plafond; le plancher en est absolument fixe et fait partie de l'enveloppe fibreuse de l'apophyse du scapulum.

L'une des plus mobiles, et que l'on pourrait jusqu'à un certain point comparer à la cavité celluleuse thyroïdienne, se voit entre le muscle deltoïde et la capsule scapulo-humérale. Là encore, il n'y en a pas moins une région de la cavité qui fait partie intégrante du tissu fibreux, soit de l'articulation, soit des faisceaux tendineux du muscle.

§ 2. Autour du *coude*, on retrouve partout les mêmes caractères. Il n'est pas plus possible de détacher par la dissection la cavité sous-cutanée olécranienne de la partie la plus saillante du cubitus, qu'il ne le serait d'isoler une cavité synoviale quelconque du cartilage diarthrodial qui en fait partie. Celles de l'épitrochlée et de l'épicondyle ne sont absolument fixes que sur un point très limité des os, mais elles font d'ailleurs partie du tissu cellulaire voisin. J'en ai rencontré sur deux points différens du corps du cubitus chez des hommes qui étaient forcés, par leur profession, d'avoir l'avant-bras fréquemment appuyé plusieurs heures de la journée contre des corps durs; il en existe, en outre, une sur l'apophyse styloïde du cubitus et une autre sur l'apophyse styloïde du radius : toutes ont une paroi qui se confond avec l'os ou le périoste et une autre qui se répand dans le tissu cellulaire voisin.

§ 3. *Main.*—On trouve quelquefois quatorze de ces cavités sur le dos du métacarpe et les phalanges de chaque main. Si toutes ne sont pas également constantes ni faciles à démontrer, elles n'en sont pas moins toutes représentées par deux parois : l'une profonde, qui appartient à l'angle, à la saillie articulaire correspondante; l'autre qui fait partie des couches cellulo-fibreuses sous-cutanées. J'en ai rencontré aussi vis-à-vis des articulations métacarpo-phalangiennes sur la face palmaire de la main; n'ayant là aucun rapport immédiat avec la surface des os, elles auraient permis de croire qu'il serait possible de les isoler en manière d'ampoule. Il n'en est rien cependant; d'un côté, elles se confondaient avec le tissu filamenteux qui double la peau; de l'autre, elles étaient unies par continuité avec l'aponévrose palmaire ou le tissu fibro-adipeux, cellulo-graisseux sous-aponévrotique.

E. *Membre abdominal.* — Les cavités celluleuses sous-cutanées sont tout à-la-fois aussi nombreuses et plus larges au membre inférieur qu'au membre supérieur.

§ 1. J'en ai trouvé une sur la partie saillante et en dehors de la *crête iliaque*. Celle de *l'épine* antéro-supérieure de l'os des îles, celle de la tubérosité de l'ischion et celle du grand trochanter sont connues de tout le monde; toutes ont une paroi fixe, osseuse en quelque sorte, représentée par la face libre du périoste, et rien au monde ne peut autoriser à en faire des *bourses*, des membranes, des sacs sans ouverture.

§ 2. Sur la partie externe, convexe, du corps de la cuisse où j'en ai observé quelques exemples, la cavité celluleuse semblait appartenir à l'aponévrose par son plancher, à la couche sous-cutanée par son plafond; dans ce lieu les cavités closes ne sont jamais d'ailleurs qu'accidentelles.

§ 3. *Au genou* il existe des cavités celluleuses d'espèces diverses; une des plus larges, celle qui se voit sur le devant de la rotule, fait exactement partie de la face antérieure de cet os par sa région profonde, et ne peut pas être isolée autrement que par une dissection délicate du tissu cutané. Il en est de même des deux petites cavités qui se trouvent, l'une en dedans, l'autre en dehors, sur les tubérosités correspondantes du fémur; d'une autre qui coiffe la tête du péroné ; d'une quatrième qui emboîte la tubérosité antérieure et supérieure du tibia, et dont les parois sont également représentées par l'os dans un sens, par la couche sous-cutanée dans l'autre.

La cavité celluleuse placée entre le ligament de la rotule et la face antérieure de l'extrémité supérieure du tibia, l'une des plus distinctes qu'on puisse voir par ses régions latérales, est d'ailleurs complétée en arrière par le périoste de l'os, en avant par la face postérieure du ligament. Celle qui existe au-dessus de la rotule entre le droit antérieur et le triceps, n'est pas plus susceptible d'être isolée que les autres. La face postérieure du muscle droit antérieur en forme une des parois, et le devant du triceps représente l'autre. J'en ai observé une autre sous le triceps lui-même sur quatre sujets différens. Là elle était très vaste, à parois souples, mobiles, mais pourtant confondues avec les tissus voisins, ou plutôt circonscrite par le tissus celluleux inter-musculaire condensé Dans tous les cas, elle était purement accidentelle et s'était formée sous l'influence d'une exhalation anormale de sérum.

§ 4. *Jambe et pieds.* — Les malléoles interne et externe, qu'une cavité close coiffe souvent chez les tailleurs et quelques autres ouvriers, forme presque à elle seule la paroi profonde de ces cavités, qu'il ne m'a jamais été possible d'en isoler à moins de les tailler en plein tissu. Il en existe une entre le tendon d'Achille et la peau, dont la surface est en grande partie membraneuse à cause de la mobilité des deux couches entre lesquelles elle s'est établie, mais qui, là comme partout ailleurs, n'est que le résultat d'une condensation plus ou moins grande des tissus voisins.

Sur la face dorsale du pied on retrouve des cavités closes au niveau de la partie saillante du scaphoïde, de l'articulation métatarso-phalangienne du gros orteil et sur le point des pieds-bots qui appuie contre le sol. Les bords du pied en offrent également et vis-à-vis de la saillie postérieure du cinquième os du métatarse, et sur la tubérosité interne du scaphoïde, et sur le côté correspondant de la tête du premier os du métatarse. J'en ai vu aussi quelquefois sur la région dorsale des quatre derniers orteils. Dans aucun de ces points les cavités celluleuses sous-cutanées ne démentent leur contexture générale. Toutes ont une paroi profonde représentée par l'os, l'articulation ou les tissus fibreux sous-jacens. Leur autre paroi qui en est toujours le plafond, appartient à la couche sous-cutanée.

La plante du pied en est également garnie sous le calcanéum, la tête du premier, du cinquième et même des trois autres os du métatarse. Dans ce lieu plus encore qu'à la région dorsale et sur les côtés du pied, les cavités séreuses sont absolument dépourvues des caractères de sacs, de poches ou de bourses. Toutes paraissent creusées dans la substance même des tissus, et se confondent d'une manière intime avec les couches cellulo-graisseuses qui les entourent. Partout elles ont une paroi profonde ou fixe faisant partie du périoste ou des ligamens, et une paroi mobile, appartenant au tissu filamenteux ou lamelleux de la couche sous-cutanée du pied.

On le voit donc, les ampoules celluleuses, décrites depuis Monro sous le nom de *bourses muqueuses*, séreuses ou synoviales représentent partout de simples cavités établies entre les couches organiques, et nulle part des sacs, des ampoules, des poches ou des bourses distinctes, qui se seraient développées ou étalées dans le sein de l'organisme. Abstraction faite de la densité ou de la souplesse et de la mobilité des parties qui les entourent, ces cavités sont exactement disposées comme les cavités articulaires, comme les cavités splanchniques. Il est évident qu'elles ne forment qu'un genre dans la grande classe des cavités closes à exsudation séreuse.

ART. V. *Cavités closes accidentelles.*

Je n'ai entendu parler dans les pages précédentes que des cavités closes qui font partie de l'organisation à l'état normal. Je vais dire un mot maintenant de celles qui ne se développent qu'à titre d'accident ou de maladie. Celles-ci se divisent d'ailleurs en deux ordres : 1° les cavités closes nécessitées par quelque déplacement d'organe ou de fonctions ; 2° les cavités closes résultant d'une maladie, ou constituant elles-mêmes une maladie.

A. *Cavités fonctionnelles.* — Le glissement obligé ou le changement de volume incessant qui appartiennent à certains organes, font qu'une cavité close pareille à celle qui leur est naturelle, s'établit bientôt autour d'eux quand ils viennent à se rompre ou à se fixer hors de leur cavité naturelle. Cette anomalie se rencontre dans l'ordre des cavités purement séreuses, dans l'ordre des cavités articulaires, dans l'ordre des cavités tendineuses et dans l'ordre des cavités celluleuses.

§ 1. *Cavites séreuses.* — Qu'un ovaire, qu'une anse d'intestin, qu'un peloton épiploïque ou tout autre viscère vienne à traverser une éraillure, une division qui comprenne le péritoine avec les couches profondes de la paroi abdominale, de manière à se fixer pour quelques mois ou pour quelques années sous la peau, et l'on peut être sûr qu'une cavité séreuse s'établira autour de l'organe déplacé. C'est ce que j'ai constaté plusieurs fois dans des cas de hernie et dans quelques variétés d'hydrocèle. Ces sortes de cavités offrent d'ailleurs la même constitution que les cavités séreuses de l'état normal; c'est-à-dire qu'elles n'existent point à titre de bourse indépendante, qu'elles ne représentent en définitive qu'une surface appartenant au tissu voisin devenu lisse et poli accidentellement.

§ 2. *Articulations.* — Les cavités closes des articulations se forment accidentellement dans deux conditions différentes; tantôt à la suite d'une luxation, d'autres fois à la suite d'une fracture. Dans les cas de luxation, si la tête de l'os déplacé reste dans sa nouvelle position à une certaine distance de la cavité naturelel, celle-ci s'efface, se désorganise peu-à-peu, mais il s'en établit bientôt une nouvelle autour de la tête osseuse luxée. La tête du fémur dans les cas de luxation non réduite ou de luxation congénitale, a souvent offert ce genre de cavité close accidentelle. Le point de la fosse iliaque externe qui supporte alors la tête de l'os, tient pour ainsi dire lieu du cartilage en pareil cas; et si une surface synoviale se remarque là, il est tout aussi difficle d'y trouver une membrane isolable que sur la tête du fémur.

Dans certaines fractures non consolidées, si la fausse articulation qui en résulte jouit d'une grande mobilité, elle ne tarde pas à représenter une véritable cavité synoviale, cavité dont les bouts arrondis et libres de l'os font partie, en même temps que les tissus qui passent autour de la nouvelle brisure se sont modifiés pour en former les portions périphériques. Là, comme dans l'espèce précédente, la cavité séreuse ou synoviale ne peut point être isolée à titre de sac, d'ampoule, de membrane ou de bourse fermée, complète. Ce n'est jamais qu'une cavité creusée, développée à la manière des cavités du verre, dans les tissus qu'elle protège ou qui lui ont permis de se former. Sur le bout des os par exemple, qui finissent quelquefois par s'encroûter d'une sorte de cartilage incomplet, il est le plus souvent impossible, absolument impossible d'en isoler, d'en détacher la moindre parcelle qui puisse donner l'idée d'une membrane.

Les cavités tendineuses accidentelles sont plus fréquentes que celles des articulations ou des viscères. Ainsi, j'en ai vu autour des tendons des muscles péroniers latéraux, chez un homme dont ces tendons étaient passés au-devant de la malléole. On sait que dans certaines luxations anciennes, les tendons qui entourent la partie saillante de l'os déplacé semblent bientôt tapissés d'une toile synoviale. Ainsi les obturateurs, les fessiers, le pyramidal dans certaines luxations du fémur, la longue portion du triceps et quelque autre muscle du bras ou de l'épaule dans la luxation de l'humérus finissent bientôt par retrouver, dans leur nouvelle position une cavité synoviale, ayant quelque chose d'analogue à celle qui caractérise leur position normale. S'il est vrai que ces sortes de cavités accidentelles, s'éloignent moins des caractères du tissu cellulaire ou des autres couches organiques voisines que les cavités tendineuses de l'état naturel, il l'est aussi que, sous le rapport du poli, de l'onctuosité, il serait souvent difficile de les en distinguer. D'abord, il est clair que la prétendue couche synoviale adhérente aux tendons n'est, dans un cas comme dans l'autre, que le tissu fibreux lui-même, modifié exprès dans sa surface libre. Quant aux lamelles, aux toiles libres qu'elles peuvent présenter, elles sont également une dépendance, une modification pure et simple des tissus voisins.

§ 3. *Cavités celluleuses.* — Nulle part les cavités closes accidentelles ne sont aussi nombreuses que sous la peau. Que le squelette devienne saillant d'une manière permanente sur quelques-uns de ses points, que quelques parties résistantes du corps soient obligées de supporter des pressions, des frottemens long-temps répétés, et l'on peut être sûr qu'il s'y formera une cavité muqueuse. C'est ainsi qu'il s'en établit sur le dos des portefaix, sur l'acromion des gens dont l'épaule est souvent chargée de fardeaux, sur l'angle de l'omoplate de ceux qui se servent de bricoles, de hottes, etc.; sur le devant du sternum des menuisiers et autres, sur les malléoles chez les tailleurs, sur la gibbosité des bossus, sur les parties saillantes des pieds-bots. J'en ai vu jusque sur le corps de la clavicule, sur la face postérieure du cubitus, sur la face interne du tibia, et, ainsi que je l'ai dit, sur la crête iliaque, chez les personnes dont ces régions étaient obligées à des glissemens, à des pressions fréquemment répétées.

Si les cavités closes sous-cutanées sont si souvent accidentelles, elles ont aussi cela de particulier que les caractères de celles qui existent à l'état normal, ne diffèrent en aucune façon de celles qui ne sont pas constantes, qui ne se montrent que par anomalie, c'est-à-dire, que les unes et les autres offrent l'image de cavités creusées dans les tissus et nullement de membranes, d'ampoule indépendantes ou existant par elle-même.

B. *Cavités pathologiques.* — La pathologie reconnaît des variétés nombreuses de cavités closes accidentelles. Toutes les espèces d'abcès, de dépôts, de kystes en font partie; mais je ne veux m'occuper ici que des cavités closes comparables aux cavités séreuses articulaires, tendineuses ou sous-cutanées dont j'ai traité plus haut. Ces cavités s'observent dans le tissu cellulaire, dans certains corps glanduleux, dans les ganglions lymphatiques.

§ 1. Dans le *tissu cellulaire*. — C'est sous le nom de kyste séreux en particulier que les cavités closes constituant une maladie, et qui appartiennent au tissu cellulaire, ont été décrites. Il existe peu de régions où elles n'aient été rencontrées, et rien n'est plus variable que leurs dimensions. Quand le tissu cellulaire où elles se sont creusées est abondant, souple et lamelleux, elles peuvent à la rigueur être détachées sous forme de sac ou d'empoule, quoique cette séparation soit en tout comparable à l'isolement pur et simple d'une couche celluleuse quelconque. Mais dans les autres points, c'est-à-dire au voisinage des tissus denses et serrées, elles sont représentées pour une partie plus ou moins grande, par la substance même des tissus qu'elles ont l'air de tapisser, comme je l'ai établi pour les bourses muqueuses sous-cutanées. Ce sont en définitive des cellules ou des interstices naturels distendus, agrandis, ou dont les parois se sont *tassées* à mesure qu'elles ont été étalées, allongées par l'accumulation du liquide dont elles sont remplies.

§ 2. Les *corps glanduleux* qui se laissent par fois creuser de cavités closes, montrent infiniment mieux que le tissu cellulaire la justesse de la doctrine que je cherche à faire prévaloir relativement aux cavités closes accidentelles. Dans le corps thyroïde, dans la mamelle, dans le testicule, où l'on rencontre fréquemment de ces cavités, il suffit d'ouvrir les yeux pour voir qu'elles n'ont jamais existé à titre de membrane; que leur surface fait partie du tissu même de la glande, et que la pellicule qu'il est par fois possible d'en isoler s'est formée là comme celle qui fait partie de la cavité d'un sac anévrysmal dans lequel le sang a continué de circuler. C'est un fait que j'ai souvent constaté dans l'un et l'autre lobe de la glande thyroïde, dans différens points de l'épaisseur de la mamelle. Si, dans l'ovaire, la cavité close est quelquefois susceptible de se laisser isoler à titre de vessie, d'ampoule distincte, c'est qu'il existe naturellement dans cette glande de petits corps indépendans qui ont été le point de départ du kyste.

Les cavités closes de l'ovaire me paraissent d'ailleurs démontrer sans réplique la justesse de ma doctrine sur les cavités closes en général. Nulle part, en effet, on ne voit mieux que là la différence qui existe entre un kyste proprement dit et les cavités closes dont je m'occupe. Si, dans l'ovaire, certains sacs s'isolent, se détachent volontiers des tissus ambians à la manière des hydatides du foie ou de tout autre organe, par exemple, il en est d'autres dont les parois sont tout-à-fait inhérentes au tissu même de l'ovaire. Peut-être ferai-je mieux comprendre ma pensée quand j'essayerai de distinguer les kystes des cavités closes, en disant : 1° Que le *kyste* trouve son type, son modèle dans les hydatides, dans les sacs indépendans de l'ovaire, dans l'œuf que contient la matrice, etc. ; tandis que la *cavité* organique, soit du foie, soit de l'ovaire, soit de l'utérus, débarrassée du kyste qui la remplissait, représente la *cavité close*. Dans l'utérus, l'espèce de *membrane* muqueuse et les trois ouvertures qui appartiennent à cet organe diminuent sans doute la valeur de la comparaison que j'invoque; mais dans le foie, dans l'ovaire, dans le sein, partout enfin où des hydatides ou des kystes indépendans ont été observés, je crois que cette comparaison reste à l'abri de toute objection sérieuse. Dès-lors il est évident que les cavités closes dont je parle sont toutes des cavités *creusées* et nullement des ampoules *déposées* dans les tissus, des écartemens normaux ou anormaux de couches organiques naturelles, et non point des organes de formation nouvelle, pathologiquement ou accidentellement développés.

§ 3. *Cavités ganglionnaires.* — Les ganglions lymphatiques se prêtent, à cause de leur parenchyme, de leur texture homogène, à l'établissement de cavités closes, séreuses ou autres, comme les glandes et les corps glanduleux que je rappelais tout-à-l'heure. J'ai trouvé de ces cavités closes sous la mâchoire, dans la région parotidienne, dans les gouttières carotidiennes, sur le devant du larynx, dans la fossette sus-sternale, dans le creux de l'aisselle, au pli du bras, au pli de l'aîne, au jarret et dans l'intérieur du bassin. Il est clair en outre qu'elles sont possibles partout où il existe des ganglions lymphatiques d'un certain volume. Les cavités ganglionnaires offrent deux nuances: 1° les unes, retenues dans la substance même du ganglion, ressemblent aux cavités closes de la glande thyroïde; aucun point de leur circonférence ou de leur étendue, ne peut donner la pensée d'une ampoule, ou d'une membrane. Elles sont en tout comparables à celles qu'on aurait creusées dans du plâtre, de la pâte ou un corps inerte quelconque; 2° établie d'abord plus près d'un point de la circonférence du ganglion que de l'autre, la cavité close ne tarde pas à sortir de l'enceinte qui lui a servi de germe, à grandir aux dépens des couches du voisinage. Dans ce cas, le ganglion qui se retrouve toujours sur l'un des points de la cavité, empêche d'une part de la confondre avec une cavité purement celluleuse, et d'autre part avec les cavités centrales de tout organe parenchymateux. Qu'il s'agisse de l'une ou de l'autre de ces deux variétés, toujours est-il que la cavité close des ganglions lymphatiques fait constamment partie de l'organe qu'elle occupe, et qu'elle ne peut être séparée des couches voisines, ni à la manière des hydatides, ni à la manière des kystes de l'ovaire, par exemple.

ART. VI. — *Remarques.*

Ces premières données de l'organisation des cavités closes du corps étant entendues, il me sera facile de prouver qu'elles n'ont ni système vasculaire, ni système nerveux particulier; que tous leurs élémens constituans appartiennent aux tissus communs; qu'elles n'ont point et ne peuvent point avoir d'organisation spéciale ; que leurs parois font partie du tissu cellulaire, du tissu fibreux, du tissu vasculaire, du tissu ganglionnaire, du tissu glandiforme, du tissu glanduleux, du tissu cartilagineux ou du tissu osseux. S'il fallait encore les comparer à des sacs spéciaux, on serait forcé d'admettre que si leur face interne est régulièrement synoviale partout, leur surface externe est souvent pour la même cavité, cellulaire dans un point, glanduleuse dans l'autre, ou bien tantôt cartilagineuse, tantôt fibreuse, tantôt osseuse, tantôt ganglionnaire, en même temps que celluleuse. En ne perdant point de vue que ce sont de simples cavités comme *soufflées* ou du moins établies *mécaniquement* par l'écartement de lames préexistantes dans les parties, tout embarras diparaît aussitôt; les tissus naturels conservent leur importance, et la nature de la cavité reste claire et manifeste à tous les yeux.

CHAPITRE II.

Évolution et fonctions des cavités closes de l'économie animale.

La formation et les usages des cavités closes sont liés d'une manière si intime qu'il me paraît difficile de les isoler complétement en les étudiant. Je tâcherai cependant de ne les confondre que sur les points où l'intelligence réclamera impérieusement le secours de l'une pour la perception claire des autres.

Les caractères communs, essentiels que nous avons fait ressortir dans le chapitre précédent et qui distinguent nettement les cavités closes de tout autre système organique se retrouvent avec de simples nuances dans les degrés à toutes les périodes de leur existence. Les données auxquelles je suis arrivé sur ce point, paraîtront encore fort incomplètes sans doute aux yeux de la science, mais j'ose espérer qu'on me tiendra compte des difficultés au milieu desquelles mes recherches ont été entreprises. Personne jusqu'ici ne s'était occupé de ces cavités sous le point de vue de leur origine, de leur développement, ne les avait étudiées chez le fœtus, par exemple. Engagé seul et le premier dans cette voie, il se pourrait que je me fusse plusieurs fois égaré dans des sentiers non battus. Sous ce point de vue, mes observations font d'ailleurs partie de recherches commencées dès long-temps. Ayant entrepris, il y a vingt ans, un travail général qui, fondé sur l'observation directe, devait embrasser toute l'ovologie, j'ai cru devoir publier à part ce qui concerne les enveloppes du fœtus, le placenta, les vésicules, le cordon ombilical et la surface extérieure de l'embryon. Poursuivant ma tâche depuis lors, j'ai pris les différens systèmes organiques l'un après l'autre, et je viens aujourd'hui exposer le résultat de mes observations en ce qui touche les cavités closes.

Voulant connaître leur point de départ, j'ai dû étudier les cavités closes sur des embryons et des fœtus de tout âge. Les plus jeunes embryons que j'aie consacrés à cet objet n'avaient pas plus de trois à quatre semaines. J'en ai sacrifié d'autres ensuite de l'âge de six semaines, de huit semaines, de trois, de cinq, de sept et de neuf mois. Plus on approche de la fin de la grossesse, plus l'étude des cavités closes, comme celle de toutes les autres parties de l'organisme quant à leur nature est facile. C'est dans les deux premiers mois, dans le premier surtout, que cette étude est la plus délicate, est hérissée de difficultés de tout genre. Voici néanmoins ce que j'ai observé :

Sur l'embryon de trois semaines toute la masse organique est molle, friable à la manière d'une concrétion albumineuse ou gélatineuse. Le corps du petit être est représenté par une substance presque homogène. Les cavités thoracique et abdominale n'existent point d'une manière distincte. Aucun os, aucune articulation ne sont encore formés. Il faut arriver à la fin de la quatrième semaine, ou dans le cours de la cinquième pour reconnaître distinctement quelques cavités séreuses ; et plusieurs catégories de cavités closes ne se montrent que sensiblement plus tard. Comme les quatre classes de cavités closes dont j'ai parlé, c'est-à-dire les cavités splanchniques, les cavités articulaires, les cavités tendineuses, les cavités celluleuses ne commencent pas à se montrer aux mêmes périodes de l'évolution fœtale, je vais les étudier séparément, groupe par groupe.

Je dirai toutefois qu'elles se présentent toutes dans le principe avec des dispositions communes; dans aucun endroit du corps elles ne forment d'abord *un organe*, un sac indépendant. Elles ne sont ni susceptibles d'être isolées du tissu qui les entoure, ni douées d'un seul caractère des kystes, des sacs que l'organisme crée quelquefois à titre de maladie. On les voit partout s'établir peu-à-peu autour des organes qui doivent se mouvoir ou qui auront besoin de se mouvoir en frottant les uns contre les autres sans contracter d'adhérence. Dans les deux premiers mois de la vie intra-utérine il n'est pas possible de disconvenir d'un fait : c'est qu'aucune membrane n'existe comme couche distincte autour des organes ou entre les organes mobiles. Quel que soit le lieu où on étudie les cavités closes, on les trouve toujours représentées par la surface de la substance des organes qui semblent en doubler la périphérie. Qu'on les gratte avec la pointe d'une aiguille, qu'on essaie d'en détacher des lambeaux avec la pointe d'un scalpel, qu'on les fasse macérer, qu'on les soumette à divers réactifs, elles n'en restent pas moins intimement confondues avec le tissu propre qui existe autour d'elles.

Au surplus, ce que je dis des cavités séreuses s'applique tout aussi bien aux autres couches membraneuses admises comme partie primitive de l'organisme. Les membranes muqueuses, par exemple, les membranes vasculaires ne sont également que de simples surfaces pendant les six premières semaines de la vie embryonnaire. On n'isole point à cette époque la substance du tube digestif en trois membranes distinctes. La vésicule ombilicale qui offre une surface externe et une surface interne n'est aucunement disposée à se laisser séparer en trois couches. Dans l'œuf, l'amnios en sa qualité de membrane spéciale n'est point tapissé en dedans par une pellicule séreuse indépendante. La face externe de l'amnios et la face interne du chorion font également partie de ces deux membranes ; elles ne présentent aucune doublure qui puisse prendre chez elles le titre de bourse sans ouverture. Il en est de même de la surface du corps proprement dit ; l'épiderme n'est point encore établi et la peau ne forme qu'une couche homogène. En un mot, tous les organes, toutes les màsses organiques de l'embryon offrent à leur surface un aspect lisse et poli qui indique la nécessité d'une cavité séreuse et non de membrane, d'ampoule de même nature.

ART. I. *Cavités viscérales.*

Les cavités closes qui se laissent apercevoir d'abord appartiennent aux cavités splanchniques ; celle qui appartient au système cérébro-spinal m'a paru exister la première ; je l'ai distinctement reconnue sur des embryons de trois et quatre semaines. Comme les couches dont elle forme le centre sont encore demi-diaphanes, il est possible de l'étudier en partie sans rien diviser, sans le secours de la dissection. Si, l'embryon étant bien fixé sur de la cire, on ouvre le canal rachidien, on constate entre le petit ruban qui représente la moelle et les parois de l'étui vertébral une surface lisse qui appartient à la dure-mère ou plutôt au tissu pulpeux encore homogène qui prendra plus tard les caractères de la dure-mère et des vertèbres. Cet aspect lisse est à peine reconnaissable sur la moelle elle-même qui est comme entourée d'une couche molle diffluente, glaireuse, destinée à former plus tard le feuillet libre de l'arachnoïde spinale.

§ 1er Dans le *crâne* la surface extérieure se continue, sans ligne de démarcation aucune, avec la cavité encéphalique, avec l'intérieur de la dure-mère. Là il n'y a encore ni os, ni tégumens, ni dure-mère distincts; mais différens points de la masse encéphalique, déjà reconnaissable, nagent en quelque sorte au milieu d'une matière vitriforme, légèrement glaireuse et complétement diaphane. La surface du tissu médullaire, plus lisse, plus luisante que dans le canal rachidien, n'offre ni pie-mère, ni arachnoïde *isolables*. Elle n'est que l'extérieur d'une substance molle, pulpeuse, et non point un double feuillet comparable à une bourse, à un sac d'aucune sorte. La grande cavité ventriculaire n'existe point encore. Comme elle s'établit par le rapprochement de quelques plis cérébraux et qu'elle a d'abord fait partie de la surface externe, il est tout simple que cette cavité conserve à l'intérieur tous les caractères de simple surface, et que, développée entre des parties fixes, régulières, elle n'offre rien qui autorise à en faire une bourse ou une membrane. L'espèce de trame vasculaire qui prend plus tard le nom de pie-mère n'a point l'aspect de membrane dans le commencement. Ce n'est de prime abord qu'un réseau, une sorte d'arbre à mailles fixes, à rayons innombrables, qui se disséminent dans le tissu médullaire, dans le but de l'alimenter, d'en entretenir la masse et de le soutenir. A trois mois, la matière glaireuse du canal rachidien ne se voit plus qu'entre le paquet de nerfs auquel on a donné le nom de queue de cheval. Plus haut, cette matière s'est en partie solidifiée en constituant l'arachnoïde libre de la moelle. Cette arachnoïde cependant est encore molle et comme enveloppée d'un reste de matière gluante, demi-liquide. Si la dure-mère n'est plus confondue avec les vertèbres, elle n'en a pas moins conservé en dedans les caractères d'une simple surface, au lieu de présenter une membrane qu'il serait possible d'en séparer comme corps indépendant.

Le cerveau, dont les parties ont pris un grand développement et se sont presque complétées déjà, présente une surface assez régulière qui a l'aspect d'une surface séreuse, sans qu'il soit possible d'en isoler rien qui ressemble à une membrane. Les cavités centrales existent alors et sont même fort larges. Leurs dispositions, eu égard à la cavité close, considérée comme membrane, revêtent tous les caractères que j'ai attribués dans mon premier chapitre à la cavité close qui occupe l'intérieur du cerveau.

§ 2. *Cavités thoraciques.*— Dans le thorax je ne sais si c'est le péricarde ou le poumon qui présente le premier une cavité séreuse. Toutes les fois que j'ai pu reconnaître cette cavité dans l'un des organes, je l'ai aussi rencontrée dans l'autre. Toutefois, comme le cœur joue un rôle important chez l'embryon, tandis que le poumon reste pour ainsi dire inerte d'abord, je n'ai point été surpris de trouver une cavité séreuse dans le péricarde, là où il me semblait douteux qu'il en existât pour le poumon.

Le ***péricarde*** quoique assez épais, assez ferme d'abord, n'en est pas moins représenté par une couche homogène assez dense et dont la substance est la même en devant, en dehors, comme au milieu de son épaisseur. Elle n'est encore lisse ni dans un sens ni dans l'autre. Il existe entre elle et le cœur une matière glaireuse très diffluente, comparable sous quelques rapports à du blanc d'œuf, analogue à celle du canal vertébral. A trois mois cette matière, qui a disparu, laisse sur les parois de la cavité qui la contient un liquide onctueux, légèrement filant, que l'œil distingue à peine. L'homogénéité du péricarde et de la substance du cœur, diminuant peu-à-peu, permet aux couches les plus rapprochées de la surface libre de ces deux organes de se condenser et de donner sur quelques-uns de leurs points l'idée de véritables membranes; mais ces membranes, qui ne sont réellement isolables qu'au point de réflexion de l'intérieur du péricarde sur la surface externe du cœur, n'en restent pas moins confondues d'une manière intime soit avec le tissu cardiaque, soit avec la couche centrale du péricarde jusqu'au terme de la grossesse.

Plèvre. — Au début de la vie intra-utérine les plèvres que le poumon ne remplit point encore, que le cœur seul occupe, forment deux grandes cavités, dont les parois sont représentées par la substance du diaphragme inférieurement, par la substance du péricarde en dedans, par la substance des parois thoraciques en arrière, en dehors et en avant, enfin par la substance des côtes et du cou vers leur extrémité supérieure. Bientôt cependant, c'est-à-dire, à partir du troisième ou du quatrième mois, il devient possible d'en détacher d'assez larges lambeaux, soit à leur sommet près du cou, soit en dehors sur la face interne des côtes. Le pli, l'espèce de toile qui lie la face interne des plèvres au bord postérieur du poumon se montre aussi, à cette époque, sous la forme de matière glaireuse, qui s'organise insensiblement pour se transformer en ligament, et qui prend par ses deux faces libres le poli de ce qu'on a appelé *membrane* séreuse. Il résulte de ces remarques que le cœur se développe dans le péricarde, et le poumon dans la plèvre, au milieu de cavités à parois régulières et polies, qu'il n'est point possible de dédoubler en ampoule, en sac dépourvu d'ouverture.

§ 3. *Abdomen.*— La grande cavité péritonéale est d'abord très simple, infiniment moins étendue en réalité qu'elle ne le sera plus tard. Il semblerait que les parois du ventre ne sont autres, dans le principe, que la surface des viscères qui doivent s'établir derrière. Les seuls embryons d'un mois et au-dessus m'ont permis de distinguer le péritoine, dont la cavité, n'est point libre, et contient alors une substance albumineuse ou vitriforme en quantité notable. C'est cette substance qui, en s'organisant, en se confondant avec le tissu des viscères, avec la *gangue* commune, donne lieu aux épiploons et même au mésentère. Le foie, la rate, l'estomac, la vessie, la matrice, ont déjà un aspect régulier; excepté au voisinage des reins et dans le fond du bassin, tous ces organes paraissent homogènes et indivisibles. A une époque plus avancée, à trois ou quatre mois, les épiploons, d'un côté, les replis mésentériques de l'autre, les lames qui vont de la vessie au rectum, ou de la matrice à la vessie, s'organisent insensiblement, et après la naissance on observe ce que j'ai dit en parlant de l'état complet des cavités closes en général.

§ 4. La cavité close du *scrotum* n'existe point pendant la vie intra-utérine ou du moins ne se montre que vers la fin de la grossesse. Jusque-là le testicule reste libre dans le ventre avec son enveloppe propre à surface séreuse, à texture albuginée.

ART. II. *Cavités articulaires.*

Si des cavités splanchniques on passe aux articulations, on arrive forcément à conclure que, dans ces dernières, tout se passe comme dans le péricarde. On voit encore mieux là que dans les cavités splanchniques la manière dont s'établissent les cavités closes en général.

Dans les premières semaines de la vie embryonnaire, aucune cavité articulaire ne peut être distinguée ; je n'en ai reconnu d'évidentes qu'après le quarantième jour. Encore n'en existe-t-il qu'un très petit nombre avant le troisième mois. Toutes ces cavités apparaissent d'ailleurs sous la forme de simples fissures ou de légères cavernes. On les voit successivement se dessiner partout où deux points solides du corps devront exercer des mouvemens l'un sur l'autre. Il semble, que ce soient, pour la plupart, des brisures qui s'établissent spontanément dans des lieux fixes ou déterminés, et au milieu desquels une cavité accidentelle cherche à se former.

Presque partout on trouve que les cavités closes résultent de l'écartement de deux points qui se continuaient ou se touchaient précédemment. La surface de ces deux points, d'abord un peu inégale, se régularise, s'humecte de plus en plus. Les parties qui les entourent représentent bientôt une gaîne dont la surface interne complète la cavité de l'intersection. A l'époque où il n'y a encore ni ligament, ni muscle distincts, il est parfaitement clair que cette cavité s'est creusée mécaniquement sous l'influence d'un travail organique spécial, à la manière des cavernes pathologiques. Il ne serait pas plus raisonnable de faire de cette cavité une bourse ou une membrane, qu'il ne le serait d'admettre un sac, une ap ule, une bourse, comme constituant les cavernes tuberculeuses, la cavité des abcès par exemple.

Les cavités closes qui se voient entre les extrémités des os se développent ainsi, en général, par un mécanisme on ne peut plus simple; mais il en est quelques-unes qui offrent des complications réelles, et qu'il est moins aisé de bien comprendre, telles sont celles du genou, de la hanche en particulier. D'autres sont, à leur tour, d'une si grande simplicité, qu'elles diffèrent à peine de ce qu'on voit par accident à la suite de certaines fractures.

L'examen auquel je me suis livré sur des embryons de quelques semaines et sur des fœtus de différens âges, m'a donné les résultats suivans pour chaque articulation en particulier, et j'ai parcouru de la sorte le corps entier, de la tête aux pieds.

1er *Tête.* — Il n'y a de cavités articulaires à la tête qu'entre la mâchoire inférieure et l'os des tempes, entre la première vertèbre et l'occipital, entre la deuxième vertèbre et la première. Ces trois articulations n'apparaissent que fort tard. Je ne les ai point trouvées dans les six premières semaines.

La cavité articulaire occipito-atloïdienne n'est d'abord qu'une ligne, une sorte de plaque moins ferme, moins régulière que les deux plaques cartilagineuses ou osseuses voisines; elle m'a paru ne s'établir que petit à petit, n'être pas complète dès le principe. Dans un cas, la continuité du condyle de l'occipital et de la masse latérale de l'atlas persistait encore au centre, quoique la cavité articulaire existât déjà du côté de la circonférence. Une autre fois c'était le contraire : les deux os étaient décollés et lisses vers le milieu, tandis que leur union se maintenait en devenant de plus en plus intime du côté des bords; d'où il suit que cette cavité semble se former sous l'influence de la mobilité des parties, tantôt de la circonférence au centre, tantôt du centre à la circonférence, à une période plus avancée. La cavité entière n'en restait pas moins tout-à-fait confondue avec les parties molles extérieures qui en constituent l'enveloppe périphérique ou le contour. Plus tard on y trouve une matière glaireuse, puis séreuse, plus ou moins onctueuse, et la régularité, le poli, l'aspect lisse qu'il est si facile d'y constater après la naissance.

L'articulation de l'axis avec l'atlas offre deux petites cavités, l'une en avant, l'autre en arrière, qui ne se montrent aussi qu'assez tard. Avant trois mois je ne les ai point remarquées. Elles m'ont paru ne se former aussi que par degré, mais uniquement du centre à la circonférence. J'ai cru observer en outre que, à part les proportions relatives à l'accroissement de l'individu, la double cavité close de l'axis était notablement moins grande dans le principe que par la suite. Il n'est pas plus possible de l'isoler des cartilages correspondans et de l'interligne qui en sépare le pourtour pendant la vie intra-utérine que chez l'adulte. Il est bien certain qu'il n'existe aucun tissu entre les cartilages contigus de l'apophyse odontoïde et de l'anneau antérieur de la vertèbre atlas.

La cavité qui existe entre le condyle de la *mâchoire* et l'*os temporal,* s'aperçoit un peu plus tôt que les deux cavités précédentes. C'est une des plus compliquées du système articulaire. Divisée en deux par une plaque fibro-cartilagineuse horizontale, elle s'étend en avant jusque sous l'une des racines de l'apophyse zygomatique. Dans le principe, tous les tissus de cette région représentent une masse rougeâtre qui permet de distinguer une triple couche blanche dans son épaisseur. Ces trois couches, qui appartiennent, celle d'en haut au temporal, celle d'en bas au condyle de la mâchoire, et celle du milieu au ménisque interposé, ne sont point d'abord isolées nettement l'une de l'autre; ce sont trois plaques plus denses que les tissus qu'elles continuent, trois plaques, dont celle du milieu seule peut se mouvoir entre les autres. La substance plus molle qui réunit celle-ci aux deux premières s'use, se détruit ou se raréfie par degrés, et finit par disparaître du centre à la périphérie. C'est ainsi qu'une cavité, d'abord inégale, puis très régulière, s'établit entre la face inférieure du ménisque et le condyle, pendant qu'il s'en forme une autre entre le ménisque et la face inférieure du rocher. Ces deux cavités s'agrandissent par la suite après la naissance, surtout aux dépens des parties molles, mais uniquement à cause du mouvement de bascule de la mâchoire qui transporte sans cesse le condyle et le ménisque articulaire du devant de l'oreille vers la fosse zygomatique. Par la pression et par le mouvement, les plaques solides *tassent*, durcissent, régularisent, le tissu ligamenteux ou cellulaire, de manière à donner au tout un aspect onctueux et lisse qui complète la cavité close.

Ce qui se passe plus tard au centre de l'articulation temporo-maxillaire, vient encore fortifier ce que les notions précédentes rendent déjà si évident; savoir, qu'il se creuse entre toutes les extrémités articulaires des cavités variables pour la forme, et non point des membranes, des sortes de sacs sans ouverture. En effet, le cartilage inter-articulaire, qui représente d'abord une plaque complète, finit presque toujours un peu plus tôt ou un peu plus tard, par s'amincir et même par se laisser perforer vers son milieu, à tel point qu'il peut se trouver réduit à une sorte de cercle. Or, qu'il soit entier, qu'il soit percé, qu'il soit détruit dans les trois cinquièmes de sa portion centrale, ou qu'il soit simplement aminci, il n'en offre pas moins toujours le même aspect luisant et onctueux, la même régularité à ses surfaces libres. Si une membrane avait existé au-dessus et au-dessous, conçoit-on que tout ce travail de destruction pût s'effectuer sans amener d'autres changemens que ceux dont j'ai parlé? Avec le mécanisme que je suppose, tout s'explique au contraire sans le moindre embarras.

Les parois de la cavité faisant partie des tissus eux-mêmes ne sont obligées à aucun changement d'aspect malgré leur érosion, malgré la destruction des couches qu'elles séparaient. Dans l'espèce, le condyle de la mâchoire, par une pression continue, se fait jour à la longue au travers du cartilage inter-articulaire et va, de la sorte, se mettre en contact avec le cartilage de la cavité glénoïde. Les deux cavités n'en font plus qu'une, et voilà tout.

§ 2. *Thorax.* — Les articulations du thorax sont beaucoup plus diversifiées que celles de la tête, surtout si on y joint celles de la clavicule avec le sternum. Du reste, quelques-unes d'entre elles offrent l'image des cavités articulaires de l'état embryonnaire toute la vie, tandis que d'autres diffèrent à peine des articulations de l'état adulte.

Entre l'extrémité antérieure des cartilages costaux et le bord correspondant du sternum, il n'existe en réalité que des cavités rudimentaires. Si quelquefois ces cavités sont complètes, humectées d'une matière onctueuse, le plus souvent elles sont subdivisées en une infinité de petites loges par un pointillé qui se continue avec les deux surfaces et qui ne permet pas de glissement véritable entre le cartilage et le sternum. Or, c'est ainsi qu'une foule d'autres articulations plus franches, plus mobiles, se montrent au début, et je ne pense pas que personne vienne chercher là des membranes, des couches synoviales.

S'unissant au côté des vertèbres par une tête triangulaire, l'extrémité postérieure de chaque côte donne ainsi naissance à une double cavité close qni montre, en fait, ce qui semble n'exister qu'en intention à la jointure sterno-costale. Obligée de se mouvoir en arrière sur les vertèbres qui sont fixes, chaque facette du triangle de l'extrémité costale amène la formation d'une petite cavité comparable à celles de l'apophyse odontoïde, si ce n'est qu'elle est moins complète, moins franchement synoviale, et qu'il serait encore moins facile de songer à une *membrane* dans le premier cas que dans le second.

La cavité close qui sépare le talon de la côte de l'apophyse transverse de la vertèbre correspondante est déjà assez évidente pour que son pourtour ait quelque chose de membraneux. Sous ce rapport, elle paraît, dans le commencement, exister au centre d'une masse homogène dont les nuances de densité ne se dessinent que vers le 4e mois.

L'union de la clavicule avec le sternum, qui, toute la vie, est plutôt ligamenteuse que cartilagineuse, ne renferme point de cavité dans les premiers temps de la grossesse. Cette cavité, qui n'est jamais bien nette, d'un aspect franchement synovial, se développe à-peu-près comme celle de l'articulation temporo-maxillaire, avec cette différence toutefois qu'elle conserve toujours quelque chose de rugueux, d'anfractueux à ses surfaces, et que les partisans les plus prononcés de la doctrine de Bichat ne pourraient pas y admettre l'existence d'une toile synoviale.

§ 3. *Bassin.* — Je n'ai trouvé des cavités synoviales articulaires dans le bassin qu'après le troisième mois. Celle du pubis semble résulter d'un endurcissement du tissu qui doit former le cartilage plus tard et se continuer avec l'os. Elle se creuse manifestement là sous forme d'une plaque sur la ligne médiane entre les deux pubis. Le tissu homogène qui l'entoure complétement ne permet pas d'y trouver quoi que ce soit qui ait la moindre analogie avec une membrane. J'ai fait les mêmes observations relativement à la cavité sacro-iliaque. Si on écarte chez un fœtus de trois mois l'os coxal du sacrum, après avoir divisé la couche qui bride le devant de la jointure, on voit que l'interligne de ces deux os est plus tendre, beaucoup plus fragile que le reste de l'enceinte pelvienne, mais qu'il n'y a point entre eux de cavités. Un peu plus tard, quand une cavité, d'ailleurs toujours inégale et raboteuse, se montre, il est du moins certain que, sur l'os coxal, qui reste dépourvu de cartilage, et sur le sacrum où il y a toujours une plaque chondroïde très épaisse, il n'y a pas le moindre motif de songer à une bourse, à une toile synoviale.

§ 4. *Vertèbres.* — Les articulations des vertèbres offrent deux sortes de cavités synoviales : celles qui s'établissent entre les apophyses articulaires se développent par le même mécanisme, mais un peu plus tard que celles qui séparent l'atlas de l'occipital. Il m'est arrivé plusieurs fois en essayant d'écarter deux lames vertébrales l'une de l'autre, de voir celle d'en bas abandonner une de ses couches à celle d'en haut et réciproquement. Si bien qu'avant l'existence de la cavité, l'interstice articulaire est occupé par une plaque blanchâtre qui devient, en se divisant en deux lames égales, le double cartilage articulaire entre les faces duquel s'établit ainsi la cavité synoviale. Le corps des vertèbres n'ayant point d'articulation mobile, n'avait pas besoin de cavité articulaire. Il en possède cependant une, et qui existe, comme je l'ai dit dans un autre chapitre, au centre du cartilage inter-vertébral. Cette cavité a même ceci d'important, qu'elle est là en permanence pour montrer à tous les yeux le mécanisme des cavités synoviales en général. Effectivement, n'existant guère avant la naissance ni après l'âge adulte, cette cavité, qui n'occupe jamais qu'un petit espace entre les deux vertèbres voisines, est toujours réduite à une légère caverne globuleuse. Représentée à son origine par une sorte de pulpe molle, granuleuse, qui devient ensuite demi-liquide et qui disparaît enfin pour laisser à sa place un véritable creux, elle ne donne d'autre idée que celle d'une cavité absolument étrangère à toute espèce de membrane.

ART. III. *Membres.*

Infiniment plus mobiles que celles du tronc, les articulations des membres offrent aussi, pour la plupart, des cavités synoviales beaucoup plus complètes : quoiqu'elles retrouvent à-peu-près toutes cependant, sous le point de vue de l'évolution, leurs analogues dans les petites cavités étudiées plus haut.

§ 1er. *Membres thoraciques.*—La cavité acromio-claviculaire, visible dans le cours du troisième mois comme celle de la mâchoire avec la tête, est divisée en deux par un ménisque ou une bordure fibro-cartilagineuse libre. Son peu de mobilité fait qu'elle reste long-temps sèche, incomplète, mal dessinée. Les tissus qui la cachent en dessus et en dessous sont tellement rugueux eux-mêmes qu'il n'y a point lieu de lui accorder une sorte de membrane.

La cavité scapulo-humérale se voit une des premières chez l'embryon. Elle est d'abord très simple. Le creux glénoïdien et la tête de l'humérus la circonscrivent presqu'en entier. Les culs-de-sac des tendons qui entourent l'épaule ne s'établissent que plus tard, par le fait des mouvemens, du glissement occasionnés par le système musculaire. A la naissance encore la gaîne bicipitale n'existe pas toujours. Il est aisé de s'assurer que la cavité close de l'épaule est partout représentée par la substance même des tissus, et qu'il serait bien plus difficile encore qu'après la naissance d'y trouver une apparence de membrane, de bourse indépendante.

Au coude, la cavité synoviale, anfractueuse au dernier degré, se montre avec toutes ses rainures, presque en même temps que celles de l'épaule. On la trouve formée par la substance des cartilages de l'humérus, du cubitus et du radius, puis complétée tout autour par des plaques gélatiniformes, rudiment de muscles, de ligamens, etc.

Il en est de même pour la cavité carpienne. Ici les petits cubes grisâtres qui formeront plus tard les os, ne s'isolent que petit à petit, et font qu'il n'y a point encore de cavité synoviale entre eux chez l'embryon. A mesure qu'ils s'épaississent, que les muscles, que les tendons se forment autour d'eux, ils s'isolent. Tout en restant face à face, ils laissent s'établir de légères fentes que le tissu ligamenteux ferme de tous côtés, si bien qu'on arrive à de nombreuses cavités synoviales qui n'ont et ne peuvent avoir aucun des caractères attribués aux membranes.

Ce que je dis des articulations du carpe est également applicable aux cavités carpo-métacarpiennes et aux cavités qui existent entre les côtés de la tête des os du métacarpe eux-mêmes. Dans toutes ces petites jointures en effet l'aspect synovial ne se voit guère que sur les cartilages. Il y a si peu d'espace du côté des parties molles qu'on ne voit pas moyen de supposer par là quoi que ce soit qui ait rapport à une capsule. Ce ne sont partout que des plaques cartilagineuses naturellement en contact, lisses, polies par leur face libre, mais sur lesquelles ne se déploie manifestement aucune pellicule, aucune couche de tissu membraneux, de petites cavités qui semblent se prolonger entre chaque couple des os du métacarpe d'un côté, entre la deuxième rangée des os du carpe par en haut, et qui font que la cavité radio-carpienne et la cavité carpo-métacarpienne ne constituent en réalité, avec les cavités multiples du carpe, qu'une grande cavité à compartimens, à subdivisions, à anfractuosités multiples.

Loin de préexister à l'apparition des os, de s'établir par le dépôt ou la formation d'une capsule, d'une membrane, les cavités synoviales du poignet ne se montrent qu'à une époque avancée de l'évolution embryonaire.

On trouve dans les premiers mois, vers la douzième semaine, quelque chose qui ressemble à une cavité synoviale entre le métacarpe et les premières phalanges, puis entre la première et la deuxième phalange, et un peu plus tard dans la dernière articulation phalangienne. Là, comme dans les autres articulations, la cavité synoviale est d'abord peu étendue.

Loin de comprendre comme par la suite toute la tête de l'os du métacarpe d'une part, et toute l'extrémité postérieure de la première phalange de l'autre, on y voit quelque chose d'analogue à ce qui constitue chacune des petites cavités secondaires du poignet.

Les cavités synoviales phalangiennes se réduisent aussi à une sorte de scissure d'abord. Aucune d'elles ne se prolonge sur les faces de la poulie ou de la tête des os. Plusieurs d'entre elles sont en outre d'un aspect assez sec jusqu'à trois ou quatre mois pour ôter toute idée d'une membrane ou d'une capsule synoviale dans de pareilles régions.

§ 2. *Membre inférieur.* — Notablement plus larges qu'au membre thoracique, les cavités synoviales du membre abdominal offrent aussi des variétés, des nuances assez nombreuses.

La cavité coxo-fémorale, comparable à celle de l'épaule, diffère cependant de cette dernière à plus d'un titre. Si, comme la cavité scapulo-humérale, elle est traversée par une sorte de cylindre fibreux, le ligament rond de l'articulation, elle ne laisse point comme à l'épaule ce cylindre sortir de son intérieur pour gagner le corps du membre, elle n'a point de cul-de-sac, par conséquent, qui abandonne l'intervalle des os pour se prolonger dans l'épaisseur de la cuisse. Mais elle se prolonge très loin autour de la tête de l'os, du côté des trochanters, puis sur le bord externe de la cavité cotyloïde, outre qu'elle se continue souvent avec la cavité synoviale du tendon des muscles psoas et iliaque qui semble alors n'en être qu'un appendice. Etudiée dans le courant du troisième mois, la cavité synoviale de l'articulation coxo-fémorale est déjà assez évidente. Ses culs-de-sac n'ont que très peu de profondeur, et je ne l'ai jamais vue se continuer avec la cavité tendineuse qui est en avant chez le fœtus. Les parties molles qui l'entourent sont encore homogènes dans leurs couches les plus profondes. La cavité cotyloïde, et son pourtour sur la face externe de l'os coxal, en représentent la paroi pelvienne. Son autre paroi appartient à la tête et au col du fémur. La capsule articulaire, molle et gélatineuse comme le reste, d'abord, la complète par sa face interne. Le ligament rond, qui se forme en même temps que les os, n'est lui-même en définitive qu'un cylindre fibreux, lisse, poli. D'aspect synovial sur toute sa face libre, il est complétement dépourvu d'enveloppe, de membrane spéciale. Quand les cavités tendineuse et articulaire viennent à se confondre, c'est par le fait des frottemens, des pressions de la tête du fémur, du tendon des psoas et iliaques, sur les deux faces opposées de la capsule, c'est par la formation d'un trou, par une véritable usure, par le même mécanisme enfin que celui qui réunit si souvent les deux cavités temporo-maxillaire de chaque côté, l'une avec l'autre.

Genou. — Aucune cavité synoviale du corps n'offre autant de complication que celle du genou. Anfractueuse au dernier degré, elle se prolonge sous la rotule et sous le triceps, en formant un large cul-de-sac. On la voit remonter à droite et à gauche très loin sur les côtés des condyles du fémur. Par en bas, elle se confond quelquefois après avoir entouré la tête du tibia avec la cavité synoviale que recouvre le tendon rotulien. Traversée par le tendon du muscle poplité en arrière, elle envoie ainsi un autre cul-de-sac dans la racine de la jambe, et il n'est point rare de la voir se continuer avec la cavité synoviale péronéo-tibiale supérieure.

Outre ses prolongemens, ses communications diverses, la cavité du genou est comme subdivisée par le peloton et le petit cône fibro-graisseux connu sous le nom de *ligament adipeux*, qui va, de la face postérieure de la base du ligament rotulien, se fixer entre les condyles du fémur. Les *ménisques* semi-lunaires qui remplissent le contour intercondylien, la divisent de nouveau et dans un autre sens. Viennent enfin les ligamens croisés qui la séparent encore dans un sens opposé. Aussi, les anatomistes, qui admettent dans le genou une capsule synoviale, sont-ils, comme Bichat, très embarrassés quand ils veulent en suivre ou en indiquer le déploiement.

Considérée comme surface, comme cavité, la grande cavité synoviale du genou, étudiée dans son évolution, est au contraire d'un mécanisme tout aussi simple que celui des cavités synoviales uniques et globuleuses. A son point de départ il n'y a de cavité dans le genou que sur certains points, entre la partie convexe des condyles du fémur et la partie concave des condyles du tibia par exemple. Les ménisques inter-articulaires d'abord très larges, formant presque un disque complet très adhérent aux surfaces voisines, s'amincissent, s'effacent du centre à la circonférence, se *mobilisent* insensiblement ; l'échancrure inter-condylienne reste long-temps comblée par une masse rougeâtre, gélatiniforme, qui comprend les ligamens croisés, mais qui ne participe à l'aspect synovial que beaucoup plus tard. Il en est de même du cul-de-sac sus-condylien du fémur, du cul-de-sac poplité, et du prolongement sous-rotulien inférieur. Si bien que tous les points de la vaste cavité synoviale du genou paraissent successivement et de prime abord dans le lieu où ils doivent se maintenir toute la vie. Cette cavité est ainsi représentée par la face profonde de la rotule, du tendon du triceps de la cuisse, du ligament rotulien, des ligamens latéraux interne et externe, du ligament postérieur de l'articulation, de tous les élémens qui composent la capsule fibreuse du genou en un mot, puis par les faces supérieure et inférieure des cartilages semi-lunaires, par le contour des condyles du tibia, des condyles du fémur, par le tendon du muscle poplité, par la face libre des ligamens croisés, et enfin par la face lisse des cartilages du fémur et du tibia. Ce sont, en d'autres termes, les portions libres, dépourvues d'adhérences, de tous les organes que je viens de nommer qui forment, par leur propre substance, les parois de la cavité synoviale, au lieu d'être recouverts et tapissés par une membrane étrangère à leur constitution primitive.

L'articulation *tibio-tarsienne*, qui se forme d'assez bonne heure, chez l'embryon se montre d'abord, comme les autres cavités synoviales, sous l'aspect d'une fissure tortueuse, qui ne devient lisse et franchement synoviale qu'au bout de quelques semaines. Ce qui existe entre le péroné et le tibia pendant la vie, indique ce qui existait dans l'origine entre le tibia et l'astragale. Représentée par le dos de ce dernier os et les côtés de sa poulie, puis par la mortaise tibio-péronière, la cavité tibio-tarsienne ne prend l'aspect de membrane en avant et en arrière, que par suite du peu de tissu cellulo-fibreux qui se rencontre là, et de la laxité des couches que ce tissu doit constituer pour les usages normaux de l'articulation.

Entre l'astragale et le calcanéum, la cavité synoviale se comporte à-peu-près de tous points comme entre l'astragale et le tibia, si ce n'est qu'elle communique par fois avec les cavités synoviales antérieures ou du tarse proprement dit. Sous ce point de vue, j'ajouterai que la cavité astragalo-calcanienne ne communique point avec celle du cuboïde dans le principe, qu'elle forme même à elle seule deux cavités distinctes, cavités qui ne se confondent dans certains cas que par suite de pressions, de frottemens comparables à ceux que j'ai indiqués pour la cavité coxo-fémorale et pour la cavité temporo-maxillaire.

Au tarse nous retrouvons presque la même complication qu'au poignet. Comme dans cette dernière région les cavités synoviales du tarse, soit entre l'astragale et le scaphoïde, entre le calcanéum et le cuboïde, entre le scaphoïde et les trois os cunéiformes, soit entre ces divers os eux-mêmes, soit entre les os du tarse et les os du métatarse, soit entre les têtes des os du métatarse, ne sont également que de simples fissures. Le tout, dans le premier mois, représente une plaque presque homogène qui se durcit, s'organise, en prenant une densité et des matériaux divers sur ses différens points, qui semble ensuite se fendre dans des directions données. Ces *fissures*, ces sortes de *fentes* qui s'établissent des points profonds vers les points superficiels, qui se creusent manifestement au sein des tissus par le retrait de certains élémens organiques, je les ai pour ainsi dire vues naître sous mes yeux, en les examinant depuis les premières semaines de la vie intra-utérine jusque dans les premières année de la vie extérieure. Presque distinctes les unes des autres au début, elles finissent par se confondre presque toutes, de manière à ne constituer à la fin comme au poignet qu'une seule et grande cavité anfractueuse.

La cavité synoviale des orteils étant semblable, à quelques légères nuances près, à celle des doigts, n'a pas besoin que j'en examine ici l'évolution.

ART. IV. *Observation détaillée.*

Je vais donner ici le détail d'une observation spéciale prise sur un fœtus de trois mois et demi, et dans laquelle je passe en revue d'une manière abrégée les diverses surfaces ou les divers tissus dans leurs rapports avec les cavités closes.

La *peau* encore gélatineuse, facile à enlever, à détacher avec des pinces, ne tient aux tissus sous-jacens que par une matière *muqueuse*. La couche sous-cutanée n'offre aucune différence d'aspect sur les différens points du corps. Elle est aussi complétement homogène sur le devant de la rotule et sur le dos du pied, par exemple, que sur le corps de la cuisse.

La couche *muqueuse* ou *gélatineuse*, qui unit les muscles psoas et iliaque aux parties profondes, est tout aussi régulière sur le devant des pubis et le sommet du petit trochanter que celle des muscles fessiers autour de l'articulation coxo-fémorale, que celle du triceps autour du fémur. Nulle lamelle, nulle vacuole ne peut encore être distinguée dans cette substance amorphe.

Au-devant du carpe, le ligament annulaire et la peau sont unis par des adhérences déjà intimes. Tous les tendons restent collés ensemble par la matière muqueuse, comme le sont les muscles de la partie charnue de l'avant-bras. Aucune foliole, aucune lamelle, rien qui ressemble à du tissu cellulaire n'existe encore là.

Sur le devant des doigts, la coulisse ostéo-fibreuse, déjà distincte, renferme les tendons presque à sec, et ne présente point encore d'aspect synovial à son intérieur. Ceux-ci diffèrent sous ce rapport jusqu'à un certain point de ce qu'ils sont au poignet et à la paume de la main.

Dans l'articulation temporo-maxillaire, la plaque interposée reste rougeâtre et non perforée : il n'y a de cartilage distinct ni au-dessus ni au-dessous, et les quatre surfaces de l'articulation sont représentées par un tissu homogène, d'un rose violacé, légèrement rugueux.

L'articulation métacarpo-phalangienne est bien constituée, sèche, rougeâtre et cartilagineuse, mais sans apparence synoviale sur ses facettes.

Au carpe, tous les petits os sont déjà distincts et séparés par des couches d'un gris rougeâtre, assez fermes, reste de la substance amorphe au milieu de laquelle le tout semble s'être développé.

La surface articulaire du radius elle-même est rougeâtre, légèrement rugueuse et sans apparence synoviale.

Le tendon du biceps ne présente rien d'analogue à une bourse muqueuse sur la tubérosité du radius, d'ailleurs peu marquée elle-même.

Au coude la surface articulaire, rougeâtre, légèrement rugueuse, ayant l'aspect et la consistance de cartilage, reste sans apparence synoviale.

Toute la cavité scapulo-humérale est rougeâtre et cartilagineuse.

La tête de l'humérus est entièrement cartilagineuse et épiphysaire. Le parenchyme en est rougeâtre et légèrement pointillé. Sa surface est lisse et sans aucune apparence de membrane synoviale.

Au genou, l'aspect des parties est tout-à-fait analogue à celui de l'épaule. Le ménisque inter-articulaire forme une plaque presque complète, encore adhérente à la surface cartilagineuse du tibia. Rien n'indique l'aspect synovial autour des ligamens croisés.

La rotule semble, par sa face profonde, faire partie du tissu tendineux des muscles de la cuisse.

Dans la poitrine, le poumon, bien isolé, représente une masse gélatineuse, molle, friable, dont la surface est lisse quoique confondue avec le parenchyme pulmonaire lui-même. Il en est de même du cœur. Le péricarde dense et solide offre déjà une surface séreuse externe, et une surface séreuse interne.

La plèvre costale est encore molle et en partie gélatineuse.

Le foie offre les mêmes caractères que le poumon.

La tunique charnue des intestins se dépouille très aisément de leur gaîne cellulo-séreuse, qui est molle et friable.

Les testicules, flottant au-dessus des fosses iliaques, offrent un tissu homogène à surface séreuse, et tiennent à un pli qui se continue avec la région postérieure de l'abdomen.

Nulle part on n'aperçoit la moindre trace de cavités closes sous-cutanées et même de cavités closes sous-musculaires ou tendineuses, excepté à la face palmaire des doigts. Le tissu cellulaire est partout représenté par une matière *amorphe, glutineuse*, sorte de *gangue* qui invisque et unit tous les organes.

Les extrémités des os sont partout rouges, homogènes, faciles à couper, sans apparence de cartilage articulaire, et absolument dépourvus de tout ce qui pourrait donner l'idée d'une membrane synoviale.

Répétées cent fois sur des sujets plus jeunes ou de cet âge, comme sur des sujets plus avancés, mes observations ont toujours donné, à quelques nuances près, le même résultat. Il serait en conséquence superflu de les donner en détail, de les exposer ici autrement que dans une description générale.

ART. V. *Cavités tendineuses.*

L'embryon ne possède point de cavités closes tendineuses. Ce n'est qu'à la fin du troisième mois que quelques-unes de ces cavités se laissent apercevoir. L'ordre de leur apparition est indiqué par l'époque où chaque muscle correspondant commence à imprimer des mouvemens aux parties sur lesquelles il se fixe. Aussi est-ce autour des grandes brisures des membres qu'elles se manifestent d'abord, et en est-il un bon nombre qui ne se forment qu'après la naissance. Quand les tendons commencent à être distincts, ils représentent de petits cordons comme perdus dans la substance amorphe. Aucune cavité n'existe alors entre eux et les parties voisines.

L'obligation où ils sont de plus en plus, à mesure que l'organisme se complète, de changer de place, selon leur longueur, de se raccourcir ou de s'allonger, sous l'influence de l'action musculaire, les force à glisser sans cesse au milieu de la substance qui les invisque. Or, c'est de cette action, de ce phénomène que résulte l'établissement des cavités synoviales tendineuses. On voit peu-à-peu les couches de la substance les plus rapprochées du tendon s'allonger, se tasser, revêtir l'aspect de lamelle, puis se régulariser, offrir une paroi libre, polie, lisse et humide, sous l'influence des frottemens répétés de l'organe mobile contre les couches fixes dont il faisait d'abord partie. Ce mécanisme est le même, quoique à différens degrés, pour toutes les toiles et bourses synoviales tendineuses ; de sorte que ces cavités apparaissent tôt ou tard selon que les mouvemens, que les fonctions du tendon qu'elles doivent avoisiner sont plus ou moins précoces. La forme, la disposition qui est propre à chacune d'elles dépend ensuite et de la forme du tendon, et de l'étendue ou de l'espèce de mouvemens qu'il exécute, et de ses rapports, soit avec les os, soit avec les autres tissus fixes. Les cavités synoviales tendineuses prises dans les diverses régions du corps permettront mieux que de simples généralités de mettre en relief l'exactitude de ces propositions.

§ 1er. *Tronc.* — Quoique peu nombreuses au tronc, les cavités synoviales des tendons ne s'y observent pas moins sous des formes assez variées. Celle du tendon péristaphylin sur le crochet de l'apophyse ptérygoïde, ne se distingue qu'aux approches de la naissance. Encore n'est-elle guère à cette époque qu'une sorte de matière gélatineuse qui disparaît petit à petit ensuite sous l'action dès-lors évidente du tendon qui la traverse dans l'acte de la déglutition. La cavité synoviale qui entoure l'anse du muscle digastrique, sur la grande corne de l'os hyoïde se montre vers la même époque et se forme de la même manière. On voit d'abord dans l'anneau fibreux, ou ostéo-fibreux qui entoure le tendon, une couche gluante que les frottemens refoulent, étalent dans tous les sens, du centre à la circonférence, et qui devient ainsi la face interne de tous les tissus voisins. En avant et en arrière, le cul-de-sac de cette cavité appartient au tissu cellulaire refoulé dans deux directions opposées ; dans sa portion cylindroïde, elle appartient à l'anneau fibreux, à l'arc osseux, aux lamelles cellulo-fibreuses qui semblent la soutenir, et au milieu desquelles elle s'est tout simplement creusée ; quant au tendon, toute sa surface libre s'est régularisée, polie, par le frottement, en même temps qu'il se constituait une gaîne aux dépens des tissus ambians.

Si de la tête et du cou on passe au bassin, les cavités tendineuses changent tout-à-coup de disposition. Celle qui r· pose sous le tendon des muscles psoas et iliaque, au-devant l'articulation coxo-fémorale, existe avant la seconde moitié de la grossesse. D'abord très petite et purement globuleuse, elle s'étale ensuite par degrés, de manière à remonter jusque dans la fosse iliaque et à descendre jusque sur le col du fémur. Avant le troisième mois il n'existe à sa place que du tissu cellulaire gluant, semblable à celui qui se voit partout entre les muscles : mais à mesure que les mouvemens de la cuisse se répètent et s'étendent, on voit ce tissu se durcir, revêtir la forme de lamelle, se confondre avec les tissus voisins, disparaître, si l'on veut, et laisser à sa place la double surface lisse que font naître et le devant de l'articulation et la face profonde du tendon par les frottemens ou la pression qu'ils exercent l'un sur l'autre. C'est par le même frottement aidé de glissemens, que la capsule coxo-fémorale finit souvent par se percer, par faire communiquer l'articulation avec la cavité synoviale du tendon qui est en avant.

Entre l'obturateur interne et la gorge de la petite échancrure sciatique, la cavité synoviale est un peu moins précoce que celle dont je viens de parler. C'est que de ce côté les mouvemens de la cuisse sont un peu plus tardifs que dans le pli de l'aine. Du reste, elle se forme exactement de la même manière. Cependant il est plus facile encore que dans le cas précédent de montrer en quoi sa surface diffère des véritables membranes. Tant que le muscle n'exécute aucun mouvement, c'est-à-dire, tant qu'il n'est pas réellement constitué, il est comme collé par tous les points de sa face profonde sur l'os ou la masse qui en tient lieu. Plus tard les mouvemens de ce muscle le forcent à détruire peu-à-peu ses adhérences. Obligé de glisser sur un corps immobile, qu'il presse avec une certaine force, il régularise les deux surfaces d'une manière purement mécanique, en donnant une certaine densité, une certaine force de résistance aux couches les plus superficielles de ces deux plans. Le plissement, l'aspect de *manchette*, qui le distingue dans sa portion tendineuse tient précisément à ce que, beaucoup plus large du côté du bassin que du côté du fémur, il est forcé de se rétrécir et de s'élargir alternativement pendant ses contractions. Représentant une sorte d'éventail, il ne peut, étant tiré par le fémur, s'engager dans l'échancrure sciatique sans se plisser fortement sur lui-même; si c'est lui qui entraîne le grand trochanter, au contraire, il ne manque pas de s'étaler, de se déplisser en se retirant dans le bassin. Se formant et disparaissant tour-à-tour, ses plis, qui frottent nécessairement l'un contre l'autre, ne tardent pas à prendre l'aspect qui leur est particulier et qui s'établit en réalité, comme celui du reste de la cavité synoviale dont ces plis font partie.

§ 2. *Membres.* — Les cavités tendineuses des membres sont loin de se ressembler partout. Il y en a de purement globuleuses, d'anfractueuses, de lamelleuses, etc.

A. *Au membre thoracique*, on trouve, du côté de l'épaule, une cavité tendineuse ou sous-musculaire entre le muscle deltoïde et la capsule scapulo-humérale qui ne se forme que très tard.

Il semble que cette cavité, qui ne résulte d'aucune pression, ne soit d'ailleurs jamais bien complète. Le deltoïde, qui ne s'établit qu'à la longue, parvient à la créer au moyen de simples plissemens souvent répétés, d'une sorte de *chiffonnage* des couches celluleuses les plus lâches, les moins solides de la région.

La petite cavité qui existe parfois entre la racine tendineuse du trapèze et la racine de l'épine de l'omoplate est un peu plus complète et plus franchement synoviale que la cavité sous-deltoïdienne. Je l'ai quelquefois observée avant la deuxième moitié de la gestation. Aussi les mouvemens de cette partie de l'épaule sont-ils assez précoces. On retrouve pour sa formation : 1° la pression comme pour celles des cavités tendineuses du bassin ; 2° le glissement comme pour toutes les cavités tendineuses qui appuient sur quelques os ; 3° le plissement ou le chiffonnage comme pour les cavités tendineuses dont les diverses parties sont mobiles, ou qui, comme la cavité sous-deltoïdienne, s'établissent par une sorte de mouvement de *soufflet.*

La longue portion du muscle biceps, d'abord immobile dans la rainure de l'humérus, n'est entourée d'une cavité synoviale qu'après la naissance des mouvemens du bras. Elle se forme absolument comme celle du tendon du muscle obturateur interne. Les mouvemens de va-et-vient du biceps font disparaître insensiblement tout ce qu'il y a de mou, de glutineux, d'amorphe entre son tendon et l'étui ostéo-fibreux qui l'entoure depuis la tête de l'humérus jusqu'à l'origine des fibres musculaires. Le glissement et la pression se montrent seuls ici comme principes formateurs de la cavité synoviale. Entre le tendon du triceps et la pointe de l'olécrane, le tendon du brachial antérieur et l'apophyse coronoïde, le tendon du triceps et la tubérosité du radius, les cavités synoviales restent constamment globuleuses parce qu'elles se développent bien plus sous l'influence du mouvement de soufflet et de la pression que par suite du glissement des parties. Les gaînes, les toiles multiples de la face palmaire du poignet et de la main n'existent point dans la première moitié de la grossesse. Rien alors qui puisse être comparé à un tissu, à des surfaces synoviales, ne se voit entre les parties. Plus tard encore, le tout se réduit à une substance mollasse au milieu de laquelle on aperçoit les rayons tendineux, les nerfs, les vaisseaux, et qui commence à prendre la forme foliacée. Les mouvemens seuls isolent de plus en plus cette substance en lamelles, en filamens, en véritable toile dont les parois constituent à la fin les nombreuses cavités synoviales que j'ai indiquées d'autre part. Là, il y en a de plusieurs ordres par rapport au mécanisme de leur formation; ainsi, entre les tendons eux-mêmes, il n'y a guère que le froissement ou le chiffonnage qui les fasse naître; du côté de l'aponévrose palmaire et des muscles inter-osseux, le froissement s'associe jusqu'à un certain point au mouvement de soufflet. Au poignet, les tendons trouvant en arrière et en avant des plans solides, restant contenus dans un anneau assez resserré, produisent des toiles ou des cavités synoviales par le glissement et par la pression plutôt que par le plissement de lamelles celluleuses préexistantes.

Au-devant des doigts, il semble que, dans le principe, les os, les tendons et leur étui fibreux ne fassent qu'un seul et même corps. Dans la dernière moitié du troisième mois, la densité différente des tissus laisse déjà entrevoir la possibilité d'une cavité synoviale; ici, cette cavité s'établit par la pression et le frottement simples. C'est la surface du tendon qui, se durcissant de plus en plus pendant que son enveloppe ostéo-fibreuse se régularise, amène en réalité l'existence de la coulisse. Se détachant en quelque sorte du devant des phalanges d'arrière en avant pendant la flexion, les tendons fléchisseurs des doigts sont retenus, avant de se fixer aux os, par une sorte de ruban d'abord gélatineux, ensuite fibro-celluleux, puis véritablement synovial, qui les empêche d'abandonner absolument la face antérieure de la première ou de la deuxième phalange.

A la région dorsale de la main, les toiles et cavités synoviales tendineuses ne sont évidentes que très tard ; celles qui recouvrent le métacarpe en particulier ne prennent même, ainsi que je l'ai déjà dit, le caractère franchement synovial qu'accidentellement. Sous le ligament annulaire postérieur du carpe, elles restent purement celluleuses jusqu'après la naissance. Les mouvemens d'extension de la main faisant naître derrière le carpe des glissemens, des frottemens tendineux, amènent de la sorte la naissance de lamelles et de cavités cellulo-synoviales assez distinctes ; mais, comme les tissus restent toujours dans cet endroit d'une certaine laxité, c'est plutôt par froissement que par pression que les surfaces synoviales naissent sur le dos du carpe autour des tendons extenseurs des doigts.

Il n'en est pas de même pour les muscles radiaux, les muscles du pouce et le muscle cubital postérieur. Les tendons de ces différens muscles étant retenus dans des gaînes solides, étroites, créent leur cavité synoviale par pression et par glissement mieux encore que les tendons fléchisseurs des doigts, que tous les tendons signalés jusqu'ici.

B. *Au membre inférieur*, les cavités tendineuses à forme d'ampoule se remarquent principalement sous le tendon du grand fessier, du petit fessier, du psoas et iliaque, de la racine des jumeaux, du droit antérieur de la cuisse, sous le tendon d'Achille. Aucune de ces cavités n'existe de bonne heure; elles naissent toutes à partir du moment où le tendon correspondant imprime des mouvemens répétés au squelette. Changeant souvent de rapports avec l'os sous-jacent, toutes naissent sous l'influence de la pression et du mouvement de soufflet. Quand le muscle se raccourcit, le tendon s'écarte et tend à faire le vide entre son attache et la surface osseuse voisine. Si la membrane reprend sa position normale, les surfaces momentanément écartées se remettent en contact, et toute cavité disparaît. On comprend qu'en se répétant, un mouvement semblable aura bientôt créé les cavités synoviales que j'ai nommées tout-à-l'heure. Ces cavités trouvant une de leurs parois sur la face profonde du tendon, une autre sur l'os voisin, en trouveront une troisième dans les tissus mous environnans, tissus qui représentent là comme l'étoffe du soufflet, puisqu'ils se confondent tout autour avec les plaques de l'instrument.

La disposition *élytroïde* et anfractueuse se voit aussi sur plusieurs points du membre abdominal dans les cavités synoviales tendineuses. Au jarret, entre les tendons qui vont former la patte d'oie, les cavités synoviales naissent à-peu-près comme entre les tendons extenseurs des doigts sur le dos du poignet, par frottement, par froissement et un peu par pression. Exposés à s'écarter les uns des autres dans certains mouvemens, les muscles du bord interne du jarret ajoutent quelquefois le mouvement de soufflet aux trois autres actions qui font si souvent naître des cavités synoviales.

Le dos du pied et la région plantaire de cette partie n'offrent rien, relativement à la formation et au développement des cavités synoviales tendineuses, qui n'ait été dit à l'occasion de la main.

§ 3. On le voit donc, toutes les cavités synoviales tendineuses se réduisent à un certain nombre de formes subordonnées à leur mode de formation. La *forme globuleuse* résulte du mouvement de soufflet tantôt seul, tantôt associé à la pression et à un léger glissement. La *forme élytroïde* s'établit sous l'influence du glissement et de la pression. La *forme lamellée*, anfractueuse, inégale résulte du glissement mêlé de froissement et quelquefois d'un léger mouvement de soufflet; mais partout la naissance de ces cavités est un fait purement mécanique, une simple transformation de tissu, de surface, d'élémens préexistans.

ART. VI. *Cavités closes sous-cutanées.*

L'origine des cavités closes sous-cutanées n'a point de période fixe eu égard à l'âge de l'embryon ou du fœtus. Ces cavités étant, comme on l'a vu, variable en nombre, en étendue, et par la forme, ne présentent ainsi que peu de caractères qui puissent être généralisés, quant à leur évolution. Les dissections assez nombreuses que j'ai faites à ce sujet me portent à établir qu'aucune cavité séreuse sous-cutanée n'existe avant le quatrième mois de la grossesse. On les voit successivement apparaître dans l'ordre des mouvemens du squelette. C'est au genou, au coude, à l'angle de l'omoplate, qu'elles se montrent d'abord. Les autres ne viennent que plus tard, à une époque assez avancée même de la vie extérieure pour la plupart d'entre elles; celles de la plante du pied, par exemple, n'existent point avant l'âge de deux ou trois ans. Il en est de même de celles de l'angle maxillaire, de l'articulation temporo-maxillaire, de l'angle thyroïdien, de l'épine iliaque antéro-supérieure, du grand trochanter, des côtés du genou, de l'épine antérieure du tibia et de quelques autres. La bourse ou la cavité sous-ischiatique; celles qui correspondent aux articulations métacarpo-phalangiennes, à la tête du premier os du métatarse se montrent un peu plus tôt. Enfin il en est qui ne se forment jamais ou ne se forment qu'accidentellement : telles sont celles des malléoles, de la tête des os de l'avant-bras, par exemple.

La formation de ces cavités n'est précédée d'aucun travail organique particulier. Leur apparition ne suppose aucune *création* matérielle, spéciale. Elles résultent toutes d'une simple modification des tissus primitifs, modification purement physique comme pour les autres cavités closes étudiées précédemment. Le mécanisme de leur production comprend presque partout les élémens divers de celui des cavités tendineuses. Comme ces dernières, les cavités sous-cutanées dépendent toujours de mouvemens qui n'existaient point dans les premières semaines de la vie embryonnaire. Elles se rapportent au frottement, à la pression, au froissement ou bien au mouvement de soufflet, et parfois à ces quatre variétés de mouvemens réunies.

Sur le condyle de la mâchoire les mouvemens de l'articulation temporo-maxillaire produisent une cavité sous-cutanée par un mouvement simple de glissement; il en est de même sur l'angle maxillaire proprement dit. Dans ce point, comme sur le menton, un certain degré de pression s'associe cependant au glissement pour produire la cavité muqueuse.

La saillie du larynx ne s'élève et ne s'abaisse également point, pour faire naître au-devant d'elle une cavité sous-cutanée, sans exercer une pression continue et assez forte contre les tissus adjacens.

Sur le dos de l'acromion la bourse, la cavité close sous-cutanée se forme bien plus par le fait de la pression que par celui d'un véritable glissement; aussi ne la voit-on d'une manière claire et positive, qu'à un âge fort avancé, et chez les personnes qui se servent de l'épaule pour porter des fardeaux ou pour soutenir quelques corps étrangers.

Sur l'angle inférieur de l'omoplate, sur l'olécrane, sur le devant de la rotule, la cavité close s'établit à-la-fois par la pression, par le glissement et par le mouvement de soufflet. Il faut même ajouter pour celle de l'omoplate, le froissement proprement dit. L'angle du scapulum, en effet, est obligé, dans certains mouvemens de se porter alternativement en arrière, en avant, en dehors et en dedans. Pendant ces divers mouvemens, il presse nécessairement certaines couches, en les écartant de quelques autres, en même temps qu'il glisse sur la plupart d'entre elles.

Si dans les mouvemens de flexion et d'extension de la jambe, les tissus sous-cutanés subissent de la part de la rotule une pression assez forte, ils sont obligés, d'un autre côté, de glisser sur le devant de cet os, de se plisser sur eux-mêmes, de se *chiffonner* en un mot, en même temps que leurs lamelles s'écartent et se rapprochent d'une manière notable. La même chose a lieu, mais à un moindre degré, sur la partie saillante de l'olécrane.

Les cavités closes de la tête du cubitus et de l'apophyse styloïde du radius, ne reconnaissent pour cause que la pression et un léger glissement. Sur la région dorsale des articulations métacarpo-phalangiennes, comme sur la face postérieure des autres articulations des doigts, les cavités closes s'établissent par le même mécanisme que sur le devant de la rotule. On peut invoquer pour elles le glissement, la pression, le froissement et le mouvement de soufflet, quoique les deux premiers de ces mouvemens jouent à leur égard le principal rôle.

Sur la face externe des condyles, sur l'épine antérieure du tibia, comme sur la malléole externe, ces cavités sont dues presque uniquement à une pression souvent répétée, accompagnée d'un très léger glissement. Celles de la plante des pieds sont le résultat en quelque sorte exclusif de la pression. C'est tout au plus si les tissus cutanés et sous-cutanés se déplacent par un mouvement de va-et-vient de quelques millimètres sous l'influence du poids du corps.

La cavité synoviale du dos du pied se forme également par la pression, par la pression des chaussures en particulier, mais la disposition convexe de la région fait qu'un glissement assez manifeste se joint à-peu-près toujours à cette pression.

Autour des orteils, le glissement reparaît d'une manière évidente, et la pression n'est plus que secondaire dans le mécanisme des cavités closes sous-cutanées.

C'est au contraire la pression qui domine dans l'établissement des cavités closes sous-cutanées accidentelles, celles des pieds-bots, des gibbosités, par exemple, celles qui se rattachent à de certaines professions en particulier.

Au demeurant donc, toutes les cavités closes sous-cutanées dépendent de frottemens et d'écartemens alternatifs qui se sont établis entre la peau et les tissus solides, partout où, soit des mouvemens angulaires, soit des pressions répétées, existent comme dépendance de certaines fonctions, comme résultat de difformités, ou comme nécessité de professions. Il n'y a dès-lors à se demander ni de quelle nature sont ces cavités, ni d'où elles viennent, ni quelle en est l'organisation : résultant du simple écartement des couches organiques normales, elles ne représentent ni plus ni moins que des sortes de cavernes, de grandes cellules placées ou développées entre les lames du tissu cellulaire resté souple dans un ou plusieurs sens, confondu avec les os ou le tissu fibreux dans l'autre sens. Il est de cette façon bien difficile de les comparer à des bourses, à des sacs ou des membranes sans ouverture ; on ne leur distingue soit pendant la vie intra-utérine, soit dans les premiers âges de la vie extérieure, comme par la suite, qu'une simple surface comparable de tous points à celles des cavités articulaires ou de quelques-unes des cavités viscérales.

Ce que je viens de dire des bourses, des cavités synoviales sous-cutanées, porte à penser déjà que la forme et l'étendue de pareilles cavités ne doivent rien avoir de fixe. Aussi en trouve-t-on de très inégales, d'anfractueuses, de multiloculaires sur une foule de points. Si celles du dos du pied, celles du devant du larynx, celles du coude, entre autres, sont presque toujours globuleuses ou dépourvues de cloisonnage, il n'en est pas de même de la plupart des autres. Celle de la rotule, de l'acromion elles-mêmes, présentent parfois des avances inégales, des espèces d'éperons ou de cloisons incomplètes qui en rendent l'intérieur fort inégal. C'est qu'en effet les mouvemens qui, en faisant frotter des tissus de densité inégale les uns contre les autres, parviennent ainsi à créer entre eux des cellules, des écartemens, des vides, doivent donner à ces écartemens ou à ces vides, des dimensions, des directions de formes assez diverses.

Art. VII. *Cavités closes accidentelles ou pathologiques.*

Les cavités closes considérées comme maladie offrent dans leur mécanisme quelques particularités qui ne permettent pas de les englober dans le même chapitre que les précédentes.

Entre les deux bouts d'un os fracturé, elles surviennent sous l'influence du frottement, du froissement, du mouvement de soufflet, et du glissement des tissus. Autour des extrémités osseuses luxées, c'est à-peu-près uniquement par le fait de la pression et du glissement qu'elles s'établissent. C'est au moyen des tissus cellulaire, fibreux, musculaire, osseux même, à l'état de développement complet, que la cavité nouvelle se dessine alors, sans qu'il s'opère la moindre création, la moindre production anormale.

Dans les glandes, dans les ganglions, les cavités closes surviennent d'une autre façon. Les trois sortes de mouvemens (mouvemens de soufflet, de froissement, de glissement), invoqués pour les autres espèces, ne jouent plus aucun rôle ici. C'est sous l'influence de la pression, de la pression seule, que les cavités closes des glandes, des ganglions, etc., s'établissent réellement. Cette pression elle-même résulte d'un épanchement de quelque matière liquide dans les tissus préexistans. Une gouttelette de sérum, de liquide rougeâtre s'épanche dans le parenchyme du corps thyroïde, je suppose; cette gouttelette crée alors une petite vacuole; une, deux, cent gouttelettes semblables s'ajoutent à la première, et les parois de la vacuole primitive s'étalent, s'agrandissent par refoulement, par *tassement* des tissus voisins; de là un kyste plus ou moins vaste. Qu'on examine ce kyste à une époque quelconque de sa formation, et l'on constatera, sans aucune difficulté, que ses parois font partie intégrante du tissu même de la glande, qu'il est impossible de l'isoler du parenchyme de cette glande, qu'il se réduit en définitive à une cellule creusée, développée par distension dans le parenchyme organique primitif.

Des productions semblables se montrent souvent dans la mamelle où elles semblent, il faut en convenir, sensiblement plus complexes, où il serait plus facile que dans le corps thyroïdien de les prendre pour des membranes, pour des bourses ou des capsules. Toutefois, en tenant compte des détails que j'ai déjà donnés, en suivant avec soin le développement de la cavité, on finit par reconnaître que la différence tient à ce que, dans le sein, les tissus n'ont point l'homogénéité du corps thyroïde; à ce que la cavité nouvelle se creuse ou s'établit entre des lamelles ou des grumeaux, glanduleux par ici, fibreux ou filamenteux par là, celluleux ou vasculaires ailleurs. Mais lorsque ces cavités sont encore petites, j'en ai vu qui appartenaient en entier au parenchyme sécréteur de la mamelle, et qui, renfermées dans le centre de quelques lobules glandulaires, ne différaient en rien, pour l'aspect, des cavités du corps thyroïde.

Les cavités closes qui se montrent dans le foie et qui contiennent si souvent des hydatides, se forment aussi parfois à la manière d'une cellule, dont les parois appartiennent évidemment au tissu propre de la glande; seulement il est rare que dans cet organe la cavité close soit une simple cavité séreuse; à moins qu'il n'y ait des hydatides, quelques élémens de la bile s'y mêlent bientôt; on a de la sorte un liquide qui ôte aux parois de la cavité nouvelle l'aspect lisse et régulier qu'elle présente ailleurs.

Les glandes salivaires, la glande parotide, la glande sous-linguale, la glande sous-maxillaire, permettent aussi à des cavités closes de se creuser dans leur tissu, et toujours, comme dans la thyroïde, par l'épanchement successif de globules ou gouttelettes de matière, c'est-à-dire par la pression excentrique qui résulte de quelque épanchement moléculaire contenu dans l'une ou plusieurs de leurs mailles. Ici encore la matière que sécrètent naturellement les glandes, se mêle souvent au sérum et fait que la cavité close se remplit plutôt d'une matière glaireuse que de sérosité onctueuse proprement dite.

Les cavités closes s'établissent fréquemment dans les ganglions ou autour des ganglions lymphatiques. Il n'est guère de régions où je n'en aie rencontré. On voit tous les jours de ces cavités sous le titre de kystes séreux dans la région parotidienne, sous la mâchoire, sur les côtés du cou, au-devant du larynx, au-dessus de la clavicule, dans la fossette sus-sternale, dans le creux de l'aisselle, au pli de l'aine; j'en ai vu au-dessus de la saillie interne du coude, dans le creux du jarret, à-peu-près partout en un mot où il existe des ganglions lymphatiques. Petits, ces kystes sont entourés complétement par le parenchyme ganglionnaire; plus grands, ils s'échappent en quelque sorte de ce parenchyme et s'agrandissent aux dépens des tissus voisins.

Si quelque molécule de sérum ou d'une matière liquide quelconque s'épanche dans le tissu d'un ganglion hypertrophié, il en résulte aussitôt une cellule anormale, qui croît et s'agrandit par la pression en proportion des molécules dont elle sollicite l'exhalation. Tant que le parenchyme ganglionnaire suffit à la largeur de la cellule, les autres tissus n'y participent point, mais on conçoit qu'après un certain degré de volume, ou que si elle se trouve dès le début plus rapprochée d'un point de la périphérie du ganglion que de l'autre, cette cellule empruntera bientôt au tissu voisin une certaine étendue de ses parois; aussi son extension n'a-t-elle pas de limites prévues; aussi ai-je vu de ces cavités de dimensions tellement diverses, que les unes ne contenaient pas plus de quelques centigrammes de liquide, tandis que d'autres en renfermaient plusieurs centaines de grammes.

Il n'est pas jusqu'aux tumeurs, jusqu'aux produits pathologiques eux-mêmes qui ne puissent se creuser de cavités closes par le mécanisme qui vient d'être indiqué. Les tumeurs encéphaloïdes m'en ont offert de fréquens exemples; les tumeurs fibreuses, les polypes de l'utérus en particulier y sont également assez sujets. J'ai vu des corps fibreux de la matrice renfermer tantôt une seule, tantôt un certain nombre de ces cavités. Toutes les fois que j'y ai trouvé du sérum, la cavité ne différait pas des cavités séreuses sous-cutanées, des cavités closes ganglionnaires, c'est-à-dire que leurs parois faisaient nettement partie du tissu du polype, étaient parfaitement étrangères à toute création membraneuse nouvelle. Les tissus encéphaloïdes, fibreux du sein, offrent aussi parfois de ces cavités secondaires dans leur épaisseur. J'en ai vu dans diverses masses cérébriformes du corps des membres. J'en ai trouvé d'énorme dans l'épaisseur de certains lipômes, quelle que fût la région occupée par la tumeur graisseuse; j'en ai trouvé jusque dans les tumeurs constituant le sarcocèle. Il importe de noter que, dans ces diverses productions accidentelles ou pathologiques, les cavités closes ou séreuses ne se bornent pas toujours à de simples vacuoles, à de petites cavernes; il arrive parfois, et je pourrais en citer plus d'un exemple, que la cavité séreuse contient jusqu'à un et plusieurs verres de liquide. Dans quelques-unes d'entre elles la fluctuation était tellement évidente que la tumeur primitive, que la maladie principale échappait aux yeux de l'observateur, qui ne se préoccupait que de la cavité close proprement dite.

La formation de ces cavités est tout aussi simple que celle des cavités glanduleuses ou ganglionnaires. Quelques molécules de liquide s'échappent de la trame vasculaire par exosmose et s'épanchent dans le parenchyme du tissu pathologique. C'en est assez pour créer un premier espace ; la gouttelette épanchée sollicite l'exhalation de gouttes nouvelles. Leur réceptacle commun est forcé de s'agrandir en même proportion. L'incompressibilité du liquide réagit contre la matière solide, et creuse ainsi en l'étalant de plus en plus la tumeur qui continue de fournir le sérum ; tant que ce liquide ne provoque aucun travail inflammatoire, n'agit que mécaniquement, il ne détermine aucun changement dans la nature de la tumeur, des tissus pathologiques. Aussi la cavité ou les cavités dont il s'agit sont-elles là comme les cavités creusées dans le sol, de simples cavernes que personne ne s'est avisé de prendre pour des bourses, des sacs ou des membranes. C'est la substance même de la tumeur qui s'est creusée dans son parenchyme pour leur donner naissance en y épanchant des liquides, et nullement une production membraneuse spéciale qui s'y est installée.

Les cavités closes du tissu cellulaire, celles qui ont de tout temps été décrites sous le nom de *kystes*, et qui sont en réalité l'image de toutes les cavités closes dont je m'occupe dans ce travail, naissent aussi sous l'influence de la pression excentrique exercée par les molécules ou les gouttelettes du sérum épanché entre deux lames celluleuses voisines ou dans quelque vacuole primitive du tissu cellulaire proprement dit. Une cellule étant remplie efface bientôt, si le sérum continue d'y affluer, les cellules voisines. Ainsi agrandie, elle s'étale de nouveau en aplatissant, en écartant les autres lamelles du tissu cellulaire, et ainsi de suite, jusqu'à ce que le kyste ait atteint ses dernières limites. Si, dans ce cas, les anatomistes et les chirurgiens ont tous eu l'idée de membranes, de sacs, de bourses, c'est faute d'avoir fait attention que le kyste n'est point une création nouvelle; que s'il présente quelque chose de membraneux, c'est à cause du *tassement* éprouvé par les lamelles celluleuses qui entourent la matière épanchée, par suite du déplacement des tissus. Si le liquide vient à disparaître, les lamelles ou les vacuoles celluleuses peuvent se raréfier et reprendre insensiblement leur place et leur forme première. En un mot, dans ces kystes comme dans toutes les autres cavités closes que j'ai étudiées, c'est d'une manière mécanique, entièrement physique et sous l'influence d'une pression excentrique, sans aucune production nouvelle que se forme la cavité close.

Certaines pressions brusques amènent parfois le développement de cavités closes analogues aux kystes séreux. J'en ai vu sous la peau de la cuisse, du bras, de la jambe et de l'avant-bras. J'en ai vu aussi au cou et sur quelques régions de la tête. Une violence extérieure, froissant les parties, peut imprimer à la couche sous-cutanée une telle force d'exhalation que bientôt il s'établit entre l'aponévrose et les tégumens une collection de sérum. Si ce liquide se maintient en place quelques semaines, la cavité qu'il s'est formée présente exactement les mêmes caractères que celle des autres cavités closes, séreuses ou synoviales; les parois en sont lisses, onctueuses et régulières; rien, en pareil cas ne permettrait de dire qu'il existe une bourse, une membrane séreuse ou synoviale sous-cutanée; il est clair que la cavité résulte, ici, d'un écartement mécanique des lamelles du tissu cellulaire voisin.

Les parois de toutes ces cavités sont d'ailleurs puissamment modifiées par la matière qu'elles entourent. Je ne parle point de la matière sébacée (les kystes qui la contiennent sont étrangers aux cavités closes proprement dites), mais bien des matières liquides, telles que le pus, le sang, le sérum, la salive, la bile et quelques liquides mêlés.

Les cavités closes remplies de pus ont des parois poreuses, prennent facilement l'aspect de membrane muqueuse, ou se couvrent de concrétions grisâtres. Autour du sang, les parois de la cavité sont également poreuses ; mais, au lieu de se rapprocher des membranes muqueuses, elles restent rudes, et se doublent, soit de couches fibrineuses, friables, soit de matière pultacée, couleur lie de vin. La bile leur donne un aspect anfractueux, une teinte jaune, verdâtre. Avec le sérum, la salive ou le liquide rougeâtre de la thyroïde, les parois de la cavité sont généralement lisses et plus ou moins onctueuses.

Il est tellement vrai que la nature du liquide modifie l'aspect des parois de la cavité qu'il renferme, qu'on peut suivre dans certains cas ces modifications diverses dans la même cavité. Ainsi j'ai vu souvent des abcès ganglionnaires, vidés par la ponction, se remplir de sang ; ce sang liquéfié être extrait au bout de quelques semaines par une ponction nouvelle, et se trouver remplacé par du pus extrêmement séreux, auquel de la sérosité pure se substituait après une dernière ponction. Un de ces cas m'a été offert par une jeune femme restée long-temps, salle Sainte-Catherine, n°13. Fendu, en dernier lieu, le foyer séreux qu'elle portait nous a permis d'y constater des parois parfaitement analogues à celles des cavités séreuses en général. Il y a d'ailleurs peu de chirurgiens qui n'aient remarqué que certains foyers purulens finissent par se transformer en collection purement séreuse. Il en est de même des dépôts sanguins. J'ai vu un bon nombre de fois, à la suite de violence extérieure, de contusions, du sang s'épancher, se *collectionner* soit sous la peau, soit dans un parenchyme, soit même dans une cavité close naturelle, de manière à former là un dépôt facile à constater, se liquéfier ensuite petit à petit, disparaître insensiblement, et faire place à une collection séreuse tantôt plus, tantôt moins considérable.

Les modifications imprimées aux parois de la cavité par la nature du liquide font que quelques-unes de ces cavités finissent en effet par représenter une sorte de sac, de poche, de bourse de nouvelle formation, mais cela n'a jamais lieu pour les cavités séreuses ou synoviales primitives.

Art. VI. *Usage des cavités closes.*

Le mode d'origine et les fonctions se confondent d'une manière presque générale dans les cavités closes. De tout ce qui précède on peut déjà conclure qu'elles ont deux destinations principales : 1° de favoriser certains ordres de mouvement ; 2° d'isoler dans l'organisme certaines matières sorties des voies naturelles. C'est aux cavités closes de l'état normal que se rapporte le premier genre d'usages signalé. Le deuxième appartient aux cavités pathologiques.

§ 1. Cavités naturelles, soit primitives, soit secondaires.

Il résulte bien clairement, il me semble, des détails dans lesquels je suis entré, que toutes les cavités séreuses, articulaires, tendineuses ou sous-cutanées, occupent des régions où les organes qui en sont munis exécutent sans cesse des mouvemens d'une certaine étendue. J'ajouterai maintenant que partout la cavité naît avec les mouvemens ou leur succède ; que partout aussi elle est en rapport de forme et d'étendue avec les mouvemens de la partie. Les mouvemens sont-ils obscurs et mal définis comme à l'union des cartilages costaux avec le sternum ou dans les articulations du bassin, les cavités synoviales s'y montrent à peine et manquent de quelques-uns de leurs caractères essentiels. Il est tout simple d'après cette donnée de n'en trouver que très tard et en quelque sorte accidentellement dans les cartilages intervertébraux; de leur voir prendre la forme lamellée, anfractueuse, entre les tendons multiples de la main ou du pied; de les rencontrer de bonne heure au contraire dans les grandes articulations telles que la hanche, l'épaule, le genou, etc.

Dans les cavités splanchniques, les organes entre lesquels existent des cavités closes, sont également tous doués de mouvemens presque continuels, de déplacemens inhérens à leur fonction spéciale. Dans le crâne, les mouvemens d'expansion du cerveau sous l'influence de la respiration et de la circulation ne sont révoqués en doute par personne. Il en est de même du poumon et du cœur dans la poitrine. Outre leur mouvement propre, l'estomac, les intestins, la vessie sont encore remués, ébranlés par l'action continuelle du diaphragme et des parois abdominales. Il n'est pas jusqu'à la glande séminale qui ne soit soumise dans le scrotum à des glissemens presque perpétuels.

On ne voit des cavités closes sous la peau que vis-à-vis des saillies articulaires ou osseuses, que vis-à-vis des points exposés à de fréquens changemens de forme ou d'attitude, que sur des reliefs obligés de supporter des pressions et des frottemens répétés; aussi ne voit-on les cavités closes sous-cutanés qu'à une période déjà fort avancée de la vie, c'est-à-dire long-temps après la naissance pour la plupart d'entre elles.

N'offrant à leur intérieur ni villosités, ni follicules, ni glandes, les cavités séreuses ou synoviales ne peuvent produire aucun phénomène de nutrition ou d'excrétion. Les glandes dont Clopton Havers avait doué jadis les *membranes synoviales* et qu'un chirurgien militaire distingué, M. Lacauchie, croit exister réellement, m'ont toujours paru composées de tissu cellulaire très vasculeux combiné intimement à de la graisse ou à quelque élément encore inconnu et situé autour ou dans les interstices des cavités articulaires. Par cela même qu'elles sont dépourvues d'issues, les cavités séreuses ou synoviales ne peuvent rien fournir à l'économie en général, et rien éliminer au dehors. Elles sont donc nécessairement étrangères à la nutrition et aux excrétions.

Représentées par le tissu même des organes auxquels elles sont interposées, d'un aspect lisse, régulier, parfaitement poli à leur intérieur, les cavités séreuses permettent au liquides de s'y exhaler et d'en ressortir par exosmose ou par imbibition. Sujettes aux frottemens sans cesse renouvelés de leurs parois, elles doivent ainsi servir à la calorification et à la circulation capillaire.

Au demeurant, tout se réunit pour prouver que le but principal, si ce n'est unique, des cavités séreuses, soit viscérales, soit articulaires, soit tendineuses, soit sous-cutanées, est de rendre dans les parties voisines les mouvemens faciles et souples. Le poli, la régularité de leur surface permettent à deux de leurs parois de glisser librement l'une sur l'autre. La matière séreuse ou synoviale qui existe habituellement dans leur intérieur sous forme de vapeur ou d'une humidité plus ou moins onctueuse empêche les surfaces contiguës de s'user, de s'irriter par le frottement, agit là en quelque sorte comme l'huile dans les machines inertes.

Il est tellement vrai que les cavités séreuses favorisent le mouvement des parties adjacentes, que si elles viennent à disparaître, ces mouvemens ne tardent pas à se dénaturer. C'est ainsi que des adhérences du péricarde au cœur peuvent troubler la circulation; que des adhérences de la plèvre aux poumons rendent parfois la respiration pénible; que, dans l'abdomen, ces adhérences compromettent parfois gravement les fonctions du tube digestif; qu'à l'extérieur, dans les articulations, elles peuvent amener une raideur très gênante, une sorte d'ankylose.

Bien plus, c'est qu'une cavité close ayant été détruite par la soudure de ses parois, finira par se reproduire, au moins en partie, si les organes voisins jouissent habituellement d'une grande mobilité, s'il leur est possible de continuer leurs mouvemens. Ce dernier phénomène est des plus curieux et n'avait point encore été mentionné. Je l'ai constaté aujourd'hui pour les quatre classes de cavités séreuses. J'ai vu des phlegmasies de la plèvre, des phlegmasies du péritoine amener des adhérences qui en agglutinaient largement les parois, et cependant ces parois se retrouver libres au bout de quelques mois ou de quelques années, ne plus adhérer du moins que par quelques brides, quelques filamens celluleux.

J'ai fait la même observation dans le scrotum, oblitéré par l'opération de l'hydrocèle. La tunique vaginale s'était reproduite au bout de quelques années chez trois des malades dont j'ai eu l'occasion de disséquer les parties.

Dans les articulations malades que j'ai traitées par les injections irritantes, les adhérences qui amènent d'abord la guérison de l'hydarthrose disparaissent ensuite de telle sorte que la jointure reprend bientôt toute sa mobilité naturelle.

Autour des tendons, le même fait ne paraît pas douteux. Des inflammations adhésives, soit au poignet, soit dans la paume de la main, soit derrière les malléoles, inflammations qui avaient d'abord notablement amoindri, qui avaient même éteint les mouvemens, ont permis plus tard à la mobilité des tissus de se rétablir, au glissement des tendons de revenir comme avant la maladie. Rien n'est plus fréquent que ce genre de reproduction des cavités séreuses sous la peau. J'en ai vu surtout de fréquens exemples sur la rotule et l'olécrane. Qu'une maladie de ces cavités vienne à nécessiter une injection irritante, et pendant quelques semaines ou quelques mois, les deux parois en resteront confondues; mais en la cherchant de nouveau quelques années plus tard, on la retrouvera à-peu-près comme si elle n'avait jamais cessé d'exister.

La reproduction ou le rétablissement des cavités séreuses est d'ailleurs tout-à-fait en rapport avec l'idée que j'ai donnée de leur formation première, et avec le mécanisme de celles qui s'établissent accidentellement. En effet, une fois leurs parois collées, elles apportent aux mouvemens voisins une véritable gêne. L'organe mobile ainsi troublé dans l'exercice de sa fonction, réagit sans cesse contre l'obstacle, oblige les tissus à glisser, à frotter les uns contre les autres. La pression, le glissement, le *chiffonnage* ou le mouvement de soufflet étant mis en jeu, ramènent une cavité close et la régularisent, si ce n'est exactement entre les mêmes lamelles, du moins vis-à-vis des mêmes points mobiles qu'autrefois. C'est en d'autres termes, comme si l'organisme ayant oublié la cavité détruite jusque-là, se mettait à la créer dans une période plus avancée de la vie. Les cavités séreuses naturelles secondaires, celles des fausses articulations, par exemple, ou qui entourent la tête d'un os anciennement luxé, donnent encore l'image de ces cavités reproduites.

Les mouvemens jouent un si grand rôle dans les corps animés que les conditions organiques, qui les rendent faciles, doivent être multiples et variées. Autour des vaisseaux, où ces mouvemens sont peu étendus et se font à-peu-près tous dans le sens transversal, il ne s'établit point de surface séreuse, parce que la laxité du tissu cellulaire voisin leur suffit, et parce que les cavités synoviales exigent pour le moins un mouvement de glissement ou un froissement, en même temps que le mouvement de pression.

Sous la peau, il n'y a de cavités séreuses que vis-à-vis de certains points, quoique les tégumens jouissent d'une assez grande mobilité partout, n'aient aucune place absolument exempte de déplacement; mais c'est que les mouvemens de la peau ne sont que passagers ou accidentels dans tous les points qui ne correspondent ni à des pressions régulières, ni aux angles des jointures. Autour des viscères, les mouvemens sont plus complexes et plus étendus. Prenons les intestins pour exemple : il y a là un mouvement de dilatation et de rétraction dans le sens circulaire et dans le sens longitudinal d'abord, pour chaque point du tube. Il y a ensuite un mouvement de totalité ou de masse transmis d'une circonvolution à l'autre. Puis, le tout est déplacé de haut en bas par l'action du diaphragme, si ce n'est d'avant en arrière ou de chaque côté par l'action des parois abdominales. Viennent enfin les mouvemens déterminés par la pesanteur des viscères, par le ballottement et les secousses que leur impriment la marche et les divers déplacemens du corps en totalité. S'il n'y avait point de cavités séreuses, si la surface des intestins se continuait avec les parois voisines, il est évident que ces mouvemens ne pourraient pas s'effectuer, et que les fonctions digestives seraient profondément altérées, si ce n'est complétement anéanties. Aussi voyez ce qui arrive aux personnes guéries avec adhérence d'une péritonite générale : des coliques, de la diarrhée, des vomissemens, etc., les tourmentent sans cesse, jusqu'à ce que le mouvement qui était entretenu par la cavité séreuse ait reconstruit en quelque sorte cette cavité détruite. C'est, après tout, une chose si manifeste, que l'utilité des cavités séreuses dans l'exercice de divers mouvemens du corps, qu'il serait superflu d'insister sur ce point.

Personne ne sera tenté de nier, je pense, l'usage que j'attribue aux cavités séreuses en général. Ces cavités ne sont douées en définitive que de fonctions mécaniques. Qu'on fasse abstraction du besoin des mouvemens dans les régions qu'elles occupent, et aussitôt elles cesseront d'être utiles ; leur existence n'aura plus aucun but. Aussi les voit-on disparaître insensiblement à mesure que l'âge avance, que les organes se durcissent, que les mouvemens s'éteignent. Chez le vieillard, les grandes cavités closes sous-cutanées persistent seules. Celles des articulations diminuent également ou se rétrécissent et plusieurs des jointures finissent même par s'enkyloser.

Mouvemens réguliers, continuels, fonctionnels et cavités closes, s'établissent, se maintiennent et disparaissent donc généralement ensemble. Le mouvement amène la cavité, la cavité favorise le mouvement, et les deux objets ne peuvent guère aller l'un sans l'autre. Qu'on fasse disparaître à tout jamais la cavité, et le mouvement deviendra pénible, ou impossible pour toujours; que le mouvement cesse le premier, et la cavité ne tardera pas à disparaître de son côté.

§ 2. Cavités pathologiques.

Les cavités closes établies comme maladies ont pour fonction, ai-je dit, d'isoler au sein des organes quelques matières nuisibles ou du moins inutiles au reste du corps. Dans les foyers purulens elles retiennent le pus, l'empêchent ou de s'infiltrer dans les tissus voisins, ou de pénétrer dans la circulation générale, et en font ainsi un foyer dont l'économie entière se ressent à peine. S'il s'agit d'une cavité *hématique*, la surface close gêne plutôt qu'elle ne sert; car sans elle le sang épanché s'infiltrerait tout autour ou serait repris par absorption, sans qu'il en résultât rien de fâcheux pour l'organisme. La même chose a lieu pour les cavités ou kystes séreux; rien n'est innocent comme la sérosité infiltrée dans les tissus. La création de ce genre de cavité close est donc une charge pour l'individu, une chose nuisible en général, une véritable maladie enfin. Aussi ne pensai-je pas devoir en parler plus longuement ici, puisque ces premiers mémoires ne doivent concerner que des organes, des objets fonctionnels, et non des altérations pathologiques. J'y reviendrai en traitant de certaines maladies des cavités closes.

§ 3. Cavités artificielles.

J'avais commencé une série de dissections et de recherches sur les animaux, mais l'anatomie et la physiologie des cavités séreuses soit viscérale, soit articulaire, soit tendineuse, soit sous-cutanées, m'ont paru si complétement semblables à celles de l'homme que j'ai cru inutile de continuer. Les expériences que j'ai faites sur des lapins et sur des chiens se rapporteront plutôt au mode d'inflammation, d'adhésion des cavités closes, au danger ou à l'innocuité de certains liquides injectés dans ces cavités ou dans le tissu cellulaire, qu'à leurs usages, à leurs fonctions.

J'ajouterai seulement que j'ai réussi plusieurs fois à créer de toutes pièces sous la peau de ces cavités, soit en décollant les tissus par une ponction sous-cutanée, soit en emprisonnant des corps solides, des gaz ou des liquides dans un point donné du tissu cellulaire.

Un interne distingué des hôpitaux, s'est livré, dans un autre but, à des expériences qui s'accordent parfaitement avec les miennes. Si l'on introduit dans le tissu cellulaire sous-cutané, dit M. Bernard dans la note qu'il m'a remise, une grande quantité de gaz, on produit d'abord de l'emphysème, puis un décollement général de la peau ; De sorte que l'animal porte autour de lui une véritable atmosphère gazeuse de plusieurs millimètres d'épaisseur. Mais à part ces phénomènes, purement mécaniques, il en survient d'autres qui varient suivant la nature du gaz insufflé.

1° *Oxigène et acide carbonique.* — Ces deux gaz sont rapidement absorbés, après deux ou trois heures pour l'acide carbonique, après douze ou quinze heures pour l'oxigène. L'animal une fois débarrassé du gaz, tout rentre dans l'état normal; le tissu cellulaire se resserre et la peau se réapplique sur les tissus sous-jacens.

Azote et hydrogène. — Ces deux gaz restent indéfiniment sous la peau sans être absorbés. Au bout de quelques jours, par suite des mouvemens de l'animal, le gaz se déplace, s'accumule dans certains points et particulièrement sur le dos, au cou et dans les régions inguinales. Dans les premiers jours, on peut, en pressant le gaz avec la main, le faire changer de place ; mais, après douze ou quinze jours, ce déplacement est plus difficile. Alors on constate que le tissu cellulaire sous-cutané s'est transformé en vastes cellules dont les unes communiquent entre elles, tandis que les autres, closes de toutes parts, constituent de véritables kystes gazeux. Si l'on examine ces cellules ouvertes, on trouve leurs parois formées de tissu cellulaire condensé, ayant l'aspect d'une membrane séreuse et lubrifiée par une certaine quantité de sérosité. Les cloisons complètes ou incomplètes qui séparent ces vacuoles sous-cutanées offrent une disposition très variée, et elles contiennent dans leur épaisseur des vaisseaux qui se rendent à la peau.

Si, au lieu d'ouvrir largement ces kystes gazeux, on se borne à les piquer pour en chasser le gaz contenu, les piqûres se cicatrisent, la plaie s'affaisse et se rapproche des parties situées au-dessous, mais le recollement ne s'opère plus. Au bout de plusieurs semaines, on retrouve encore une véritable cavité séreuse contenant même quelquefois une assez grande quantité de liquide transparent.

CHAPITRE III.

Maladies des cavités closes.

Du point de vue où je me suis placé, l'anatomie et la physiologie font déjà présumer que toutes les affections qui peuvent atteindre les divers tissus communs de l'organisme doivent aussi se rencontrer dans les cavités closes. Mon intention, du reste, n'est pas d'étudier séparément ou en détail toutes les maladies de ces cavités. Je dirai un mot de leur pathologie générale, et je ne m'arrêterai que sur ce qui concerne les épanchemens qu'on y observe.

Avant d'entrer en matière, j'émettrai la proposition suivante : Aucune maladie ne débute, à proprement parler, par la surface des cavités closes, c'est toujours le tissu dont ces surfaces font partie qui est le siége primitif de la maladie.

Une telle proposition qui, aux yeux de certaines personnes, pourrait ressembler à un paradoxe, si ce n'est à une chicane de mots, mérite, à mon avis, d'être discutée sérieusement, d'être prise en grande considération. Voici de quelle manière je voudrais qu'elle fût entendue : Si, comme je crois l'avoir démontré, il n'y a ni tissus, ni membranes, ni sacs, ni bourses séreux, mais seulement des surfaces ou des cavités séreuses, il est déjà facile de comprendre que les inflammations, par exemple, ne débuteront guère par leur surface libre. Cette surface, qui présente dans une foule de lieux quelque chose d'analogue à l'épiderme, à un épithélium, c'est-à-dire qui est comme tapissée ou voilée par une sorte de pellicule inorganique, n'est pas plus susceptible de s'enflammer par elle-même que la surface épidermique de la peau. La nutrition, la circulation, les liquides, *la vie*, se trouvent au-dessous d'elle, lui sont fournies par les couches sous-jacentes, et font qu'elle ne se prend que secondairement dans les maladies.

Dans les cavités purement séreuses, dans l'abdomen, la poitrine en particulier, les tissus dont la surface séreuse forme la paroi libre sont tellement vasculaires et imbibés de liquides, que leurs inflammations semblent envahir du même coup ce qu'on appelle le péritoine ou les plèvres, et paraissent réellement avoir leur point de départ dans les parois de la cavité plutôt que dans les couches qui reposent au-dessous de ses parois ; mais il suffit de réfléchir un instant à ce fait, savoir, que les vaisseaux et les nerfs, qui viennent toujours des parties profondes vers les parties superficielles, s'arrêtent nécessairement sous la surface séreuse qui sert à les émousser, être là pour en voiler les extrémités; car, puisque toute phlegmasie a besoin des systèmes vasculaire et nerveux pour s'établir, il en résulte que les inflammations ne peuvent pas débuter par la surface même des cavités séreuses. Toutefois, comme le travail phlegmasique modifie promptement et les capillaires sanguins, et la trame celluleuse des couches organiques qui en sont le siége, il réagit assez vite sur la surface séreuse pour en détruire presque immédiatement l'aspect lisse et humide, pour la rendre méconnaissable.

Si cette doctrine ne semblait devoir amener qu'une simple modification dans le langage, quand on l'applique aux cavités séreuses proprement dites, il suffirait, pour en donner une autre idée, de la mettre en regard des cavités synoviales tendineuses, articulaires surtout.

Admettant que les cavités synoviales appartiennent à des sacs, des bourses, des membranes, à des gaînes sans ouvertures, comparables, pour le déploiement, au bonnet de nuit dont se servent les hommes; établissant dès-lors que chaque articulation contient une capsule qui tapisse et la face libre des cartilages, et le contours des têtes osseuses, et l'intérieur des enveloppes fibro-celluleuses voisines, les chirurgiens ont trouvé tout simple qu'il y eût des inflammations, des ulcérations, des transformations, des dégénérescences de toute sorte danse *tis su* des membranes synoviales, jusque sur les cartilages articulaires. Aussi trouve-t-on, dans les ouvrages de chirurgie, même les plus récents, des chapitres intitulés : *Synovites* cartilagineuses, *ulcères*, *épaississement*, *fongosités*, *transformation*, *dégénérescence* de la membrane syno-
des cartilages.

[illegible]est [illegible]pendant vrai qu'aucune de ces maladies n'existe au début, à la surface libre d'un cartilage quelconque. La cavité synoviale n'appartenant point à une membrane propre, n'existant entre les extrémités osseuses qu'aux dépens des cartilages qui en forment les parois principales, ne pourraient être le siége d'une inflammation ou de toute autre maladie, que si les cartilages étaient eux-mêmes susceptibles de s'enflammer ou de s'ulcérer. Croyant avoir démontré ailleurs que les cartilages articulaires sont dépourvus de circulation artérielle et veineuse; m'étant assuré par des observations sans nombre et de toute nature qu'ils ne sont le siége primitif d'aucune maladie, je ne crois rien dire qui ne soit conforme à la réalité des faits en affirmant qu'il n'existe ni inflammation, ni ulcères, ni affections fongueuses, ni transformations, ni dégénérescences d'aucune sorte comme maladie *primitive* à la surface libre des cartilages articulaires.

Pour qu'une telle assertion ne reçoive pas d'autre interprétation que celle que je lui donne moi-même, j'ajouterai que des inflammations, des ulcérations, etc., ont été vues par moi comme par d'autres sur la face libre de certains cartilages, de manière à confirmer en apparence les opinions émises d'après les doctrines de Bichat; mais ces lésions n'avaient pas eu leur point de départ dans le lieu où on les observait, avaient déjà perdu leur caractère primitif. Ainsi, qu'une phlegmasie, ou toute autre altération, naisse en dehors de la périphérie cartilagineuse au point de provoquer l'exhalation d'une couche légère de matière plastique, et cette couche pourra se déposer entre deux cartilages articulaires, s'y organiser, s'y vasculariser, se confondre même avec la surface de l'un d'eux. On aura de la sorte une véritable membrane plus ou moins vasculaire, plus ou moins mobile et libre, sur une étendue variable de la cavité articulaire. Il n'y a pas même de raison pour qu'une semblable couche n'offre pas parfois une assez grande épaisseur, et ne donne pas l'idée de fongosités, de végétations appartenant à la membrane synoviale ou au cartilage.

Si la maladie, une fois établie dans les tissus qui contournent les extrémités articulaires, est intense ou persiste long-temps, il est possible aussi qu'elle les vascularise de proche en proche jusqu'à ce que la surface de la substance du cartilage finisse par éprouver un commencement de véritable organisation, que le tout enfin s'organise par degrés de la circonférence au centre; mais cette vascularisation, cette organisation maladive et concentrique ne prouvent nullement qu'il y ait une membrane synoviale sur les cartilages diarthrodiaux, que l'inflammation ait jamais trouvé son *origine* sur une plaque isolée de cartilages.

Une autre forme pathologique a pu en imposer aussi. Sous la croûte cartilagineuse qui les coiffe, les os sont pénétrés d'une infinité de petits vaisseaux qui s'arrêtent ou s'anastomosent entre eux tout près de la surface même de l'extrémité osseuse. Si la trame organique qui recèle ce système vasculaire devient malade d'une certaine façon, le cartilage qui lui correspond se détache, se soulève, se ramollit, se détruit, disparaît, laisse voir à sa place une plaque, des bourgeons fongueux, mous, jaunâtres, rougeâtres, qui ont souvent été pris, que l'on prend encore tous les jours pour le cartilage lui-même, pour la membrane synoviale dégénérée, organisée. J'ai trop insisté ailleurs (Mém. sur l'amputation du genou, *Archiv. génér. de méd.* 1830; — *Méd. opér.*, tome I 1832, et tome II, 1839; — *Dictionn. de méd.*, 2e édition, au mot *articulation*) pour que je m'y arrête de nouveau en ce moment.

ART. Ier. *Epanchemens en général.*

D'après ce qui précède, il conviendrait donc de dire, quand on parle des inflammations ou autres altérations des cavités closes, qu'il y a *maladie de la paroi* cartilagineuse, osseuse, fibreuse, ligamenteuse ou celluleuse de la cavité, et non de la *membrane séreuse*, du tissu séreux ou synovial.

Les épanchemens, les collections de sérum, de sang, de pus sont une des maladies ordinaires des cavités closes, surtout des cavités viscérales, articulaires, sous-cutanées. Autour du tendon, il ne faut pas confondre les gaînes, les toiles, avec les cavernes, les ampoules proprement dites.

Quelle que soit la nature du liquide épanché, les cavités closes l'isolent, le cernent, de manière à le soustraire en grande partie, si ce n'est en totalité, aux réactions du reste de l'organisme et de l'atmosphère. Aussi ces liquides se comportent-ils là comme s'ils étaient dans un vase inerte hermétiquement fermé, et ne subissent-ils d'autre changement que ceux qui résultent des réactions chimiques de leurs molécules, quand il n'existe point de travail organique autour d'eux. Ainsi soustraits à toute influence extérieure, le pus, le sang, le sérum resteraient indéfiniment dans leur cavité, si rien de physique ou d'organique ne venait altérer les parois du foyer. Dans le tissu cellulaire, dans les parenchymes, en général, les choses se passent tout autrement. Si c'est du pus, il s'infiltre, propage, étale l'inflammation, mortifie les lamelles celluleuses, se creuse différens foyers. Le sang, infiltré de la même manière, est bientôt repris par les voies de l'absorption et disparaît généralement sans occasionner de réaction notable, soit locale, soit générale. La sérosité se perd encore plus vite ; si bien que la maladie constituée par ces différens liquides épanchés dans le tissu cellulaire par exemple, ne reste presque jamais stationnaire. Elle disparaît d'elle-même ou bien elle provoque des accidens phlegmasiques dont la terminaison ne peut rien avoir de fixe, tandis que dans les cavités closes les épanchemens constituent une lésion qui peut persister plusieurs années sans subir de changement manifeste, lésion qui ne se dissipe presque jamais spontanément.

Comme le *pus* naît à-peu-près inévitablement d'une inflammation, on conçoit que son accumulation dans une cavité close ne constitue que rarement une collection stationnaire, comme le sang ou le sérum ; que le travail qui l'a produit continuant, il y aura, un peu plus tôt, un peu plus tard, ulcération, rupture, ouverture spontanée de l'abcès, si l'art ne vient pas y mettre ordre. Aussi, comme il serait possible que le pus se fît jour du côté des tissus sains, en éraillant ou en ulcérant la cavité qui le contient, tout aussi bien qu'à travers la peau, comme son infiltration expose à des dangers, la prudence veut qu'on ouvre de tels foyers dès que la résolution n'en paraît plus possible.

Les collections de *sang* dans les cavités closes se comportent tout autrement que les accumulations de pus. Devenu corps inerte, mais dépourvu de toute qualité irritante, le sang subit alors des changemens physiques ou chimiques fort remarquables. Tantôt le sérum et sa matière colorante disparaissent du foyer par exosmose ou par absorption, et la matière fibrineuse ou coagulable reste seule. Cette matière devient ainsi l'origine de tumeurs variables, confondue jusqu'ici avec les loupes et certaines variétés de tumeurs cancéreuses.

Quand la matière liquide prédomine et que la partie coagulable du sang n'entre que pour une petite part dans le foyer, c'est quelquefois celle-ci qui disparaît en entraînant la matière colorante avec elle; alors on voit un foyer séreux succéder à un foyer sanguin.

On voit aussi les deux élémens du sang, c'est-à-dire le sérum et le coagulum se mêler, d'une manière intime, faire du tout une sorte de bouillie, constituer à la longue une sorte de pâte demi liquide, couleur lie de vin, au milieu de laquelle on trouve des plaques, des pelotons mollasses assez semblables à de l'étoupe ou à du linge imbibé de chocolat.

La thérapeutique trouve ici une indication précieuse. Si le sang était infiltré dans le tissu cellulaire, l'absorption s'en emparerait bien vite et la collection disparaîtrait. Pour obtenir ce résultat, il suffit de rompre la cavité close d'une manière quelconque, par incision, par pression, par écrasement. Par incision, en permettant le contact de l'atmosphère, on laisserait la suppuration s'établir dans le foyer. C'est par piqûre ou par division sous-cutanée qu'il faut agir. Si l'écrasement est possible c'est un moyen encore plus simple; en y associant la compression on guérit, à son aide, presque instantanément. J'ai fait disparaître de la sorte des dépôts sanguins presque instantanément. Une fois l'écrasement effectué la guérison s'opère seule, sans exiger d'autre précaution de la part du malade.

On l'entrevoit déjà, il y a trois choses à considérer dans la rupture d'une cavité close, siége d'un épanchement :

1° La réaction de la matière épanchée sur les tissus où elle s'infiltre;

2° L'action des tissus sur la matière infiltrée ;

3° Le travail qui va s'établir dans la cavité qu'on vient de vider.

Sur le premier fait voici ce que l'observation apprend : si c'est du pus, on peut être sûr qu'il réagira d'une manière défavorable. *Le pus engendre le pus*, et, à quelques exceptions près, il provoque dans le tissu cellulaire une inflammation purulente qui gagne continuellement en surface tant que l'inflammation adhésive ne vient pas la circonscrire, lui barrer le passage. Alors c'est la matière expulsée qui agit *pathologiquement* sur les tissus qui la reçoivent et, sous ce point de vue, les cavités closes représentent un *corps isolant* utile à l'organisme. Toutefois il est un certain nombre de cas où cette infiltration du pus hors des cavités closes est à désirer, devient heureuse : c'est lorsqu'il passe ainsi d'une grande cavité soit viscérale, soit articulaire dans le tissu cellulaire sous-cutané. Il est possible en effet que de la sorte la collection purulente se crée une issue à l'extérieur ou puisse être ouverte avec avantage, tandis qu'il n'eût pas été permis de l'attaquer dans la cavité où elle s'était d'abord établie.

Le sang et le sérum n'exercent aucune action malfaisante sur le tissu cellulaire. Aussi leur infiltration, quelque considérable qu'on la suppose ne produit-elle à-peu-près jamais de phénomènes inflammatoires notables. Comme ces deux liquides sont des *matières naturelles*, l'organisme réagit sur elles sans effort, sans fatigue, sans trouble et les reprend sans qu'il en résulte de perturbation appréciable. — Dans ce sens les cavités closes nuisent évidemment lorsqu'elles sont le siége d'une collection de sang ou de sérosité.

Lorsqu'on a débarrassé par rupture ou par incision sous-cutanée une cavité close des matières qui s'y trouvaient accumulées, elles se comportent elles-mêmes différemment selon qu'elles contenaient du pus, du sang ou du sérum. Dans le premier cas, ses parois finissent assez souvent par se coller, par s'agglutiner définitivement entre elles; si bien que la maladie première peut guérir radicalement pendant qu'il s'en établit une toute semblable ou même beaucoup plus grave sous l'influence de la matière épanchée. Dans le second cas, c'est-à-dire dans les épanchements de sang, le travail qui s'effectue varie dans le foyer primitif selon que la matière était tout-à-fait fluide ou mêlée de caillots, selon qu'il s'agit d'une collection récente ou ancienne. Si le sang expulsé était purement fluide, et la maladie encore récente, les parois de la cavité se recollent le plus souvent ou au moins ne donnent lieu à aucun épanchement nouveau. Si au contraire des caillots, des concrétions, des couches lamellées ou grumeleuses, si quelque chose d'analogue à ce qu'on rencontre dans les anévrysmes anciens existe dans la cavité, il est rare qu'elle s'efface définitivement, que la collection ne se reproduise pas. Même dans le cas de sang resté liquide, si le foyer date de plusieurs mois, on ne peut guère compter sur sa disparition définitive; la cavité est alors comme imbibée d'une couche inerte qui en double la surface libre et qui en empêche généralement l'inflammation adhésive.

Dans les collections de sérum, la cavité qu'on vient de vider se remplit bientôt de nouveau chez la plupart des individus; à moins que la collection ne soit encore récente, on n'en débarrasse radicalement les malades que par exception, avec une simple portion ou par écrasement.

On le voit, le traitement des collections de liquide dans les cavités closes par écrasement, par rupture ou par incision sous-cutanée, laisse beaucoup à désirer, n'est que d'une efficacité fort limitée. Quand j'aurai ajouté qu'il n'est pas applicable à toutes les cavités closes, qu'il ne convient point à la plupart des cavités viscérales, à plusieurs cavités articulaires en particulier, on comprendra que la pratique a besoin de quelque chose de mieux.

Il résulte néanmoins de ces premiers détails un fait important, à savoir, que l'inflammation adhésive, purement adhésive, amène, sans inconvénient, la disparition de la cavité close malade, tandis que l'inflammation purulente n'amène cette adhésion qu'au prix de quelque danger.

Reprenons donc la question sous ce double point de vue :

§ 1er. Inflammation purulente.

Si l'inflammation purulente s'est établie de prime abord dans une cavité close, l'abcès, isolé par la cavité qui le contient a peu de tendance à prendre le caractère diffus. Cette diffusion serait d'ailleurs un danger de plus ; mais après la disparition du pus, la cavité disparaît par agglutination de ses parois. Pour obtenir ce dernier résultat une ponction, une simple incision étroite sur un point ou sur un autre ne suffit ordinairement pas. Les parois de la cavité malade continuent de sécréter du pus après avoir été débarrrassées de celui qu'elles contenaient, et le mal exige quelquefois des incisions multiples, assez larges pour disparaître franchement. Ce n'est donc pas la suppuration de la cavité close qu'on doit désirer pour assimiler cette cavité aux collections de sang ou de sérum. Obtenir une inflammation purement adhésive est donc le but qu'on doit se proposer ici.

§ 2. Inflammation adhésive.

Le travail organique connu sous le nom d'inflammation adhésive est, en quelque sorte, propre au tissu cellulaire. Partout où il existe seul, il est suivi de la confusion, de la soudure indélébile des deux lames voisines qui en ont été le siége. Il précède, il entoure généralement les inflammations purulentes, et marche pour ainsi dire au-devant d'elle en essayant sans cesse de les restreindre, de les circonscrire, d'en préserver les couches ambiantes; c'est, en un mot, un travail protecteur, un effort qui tend à retenir, dans un espace aussi limité que possible, les matières hétérogènes qui se développent entre les tissus. Or, cette phlegmasie se développe et se complaît d'autant mieux dans les cavités closes, que ces cavités ont des parois plus lisses, plus complétement séreuses. Là, comme dans le tissu cellulaire, elle fait que les parois opposées, ramenées au contact, se collent, s'unissent, reviennent à leur état embryonnaire en quelque sorte, et que la cavité s'efface absolument. L'inflammation adhésive, purement adhésive, est, par conséquent, ce qu'il y a de plus rationnel à désirer, en présence d'une hydropisie ou d'un épanchement de sang dans les cavités closes. Néanmoins cette inflammation pouvant, par elle-même, entraîner de véritables dangers, quand elle occupe de très grandes cavités, le péritoine, les plèvres, par exemple, ne doit point être provoquée sans réflexion indistinctement dans tous les cas. On sait, de plus, que l'inflammation adhésive se transforme facilement en inflammation purulente sous de certaines influences. Le problème à résoudre maintenant est donc le suivant :

Faire naître dans les cavités closes affectées d'épanchement, une *irritation* qui soit *toujours adhésive* et qui ne devienne *jamais purulente*.

La solution de ce problème comprend plusieurs élémens. D'abord, plus le liquide épanché se rapproche du sérum, plus il est facile d'obtenir l'inflammation adhésive ; plus, au contraire, ce liquide ressemble au pus, moins il y a de chance d'éviter l'inflammation purulente. On devine par là qu'il faut essayer de ramener la collection à l'état de collection séreuse, si telle n'est pas sa nature primitive. On arrive à ce résultat dans un certain nombre de cas en vidant plusieurs fois, à quelques intervalles, les abcès par une simple ponction. Il en est de même des dépôts sanguins. Débarrassé momentanément des liquides purulens ou hématiques épanchés, la cavité se remplissant de nouveau, exhale plutôt du sérum qu'un liquide analogue à celui qu'elle contenait d'abord. Répété un certain nombre de fois sous l'influence des ponctions, ce travail rend possible la transformation d'une collection de sang ou de pus en collection purement séreuse, séro-sanguine, ou séro-purulente. Des observations déjà nombreuses m'ont démontré ce fait sans réplique sur la plupart des régions du corps.

§ 3. Agens qui provoquent l'inflammation adhésive.

Avec cette première condition, c'est-à-dire la condition d'une collection séreuse, il faut choisir le moyen qui, par lui-même, tend toujours à provoquer l'inflammation adhésive et jamais l'inflammation purulente. J'ai déjà dit que l'écrasement, les ruptures ou les incisions sous-cutanées n'atteignent pas le but. A l'aide de ces moyens on vide la cavité, mais cette cavité persiste souvent ensuite comme avant la maladie, même quand l'épanchement ne se reproduit pas. Des scarifications multiples dans des directions variées, à l'intérieur de la cavité, échouent également dans la plupart des cas. J'en ai fait usage, en 1838 et 1839, sur six malades affectés d'hydrocèle, et l'hydrocèle s'est constamment reproduite. Je m'en suis servi au poignet, au sein, à l'aisselle, etc., pour guérir des kystes, des ganglions, et j'ai le plus souvent échoué. C'est que l'irritation a besoin d'occuper en nappe tout l'intérieur de la cavité pour constituer là une inflammation adhésive efficace. Les incisions sous-cutanées, de quelque façon qu'on les exécute, l'écrasement, le massage, n'étaient donc pas le dernier mot des ressources de la thérapeutique en pareil cas.

Si au lieu de ponction, d'incision, de rupture, d'écrasement, on ouvre la collection de manière à en mettre l'intérieur en contact avec l'atmosphère, à y tenir soit une mèche, soit une sonde, soit un séton, un corps étranger solide quelconque, on y fait naître une inflammation purulente d'abord, qui ne devient adhésive que secondairement, c'est-à-dire que l'on transforme la collection séreuse en collection purulente, ce qui, ainsi que j'ai cherché à l'établir plus haut, est tout le contraire de ce que l'on doit rechercher. Aussi les pathologistes français qui ont bien saisi cette particularité se sont-ils efforcés dès long-temps de faire naître dans certaines cavités closes affectées d'hydropisie l'inflammation adhésive par des moyens mieux choisis. Ces moyens consistent en des liquides qu'on introduit à la place de celui qui a été extrait par une ponction qu'on laisse refermer aussitôt.

§ 4. Injections irritantes.

La méthode, connue sous le titre de méthode des *injections irritantes*, n'avait guère été employée jusqu'ici que pour remédier aux hydrocèles du scrotum. Mais là on l'a soumise à des essais aussi variés que nombreux. L'observation avait déjà prouvé qu'il suffit parfois d'injecter dans la tunique vaginale du vin chaud pur ou mêlé d'alcool, de l'eau-de-vie, une solution de potasse, d'alun, de sulfate de zinc, de sel marin, de l'eau simple, du lait, de l'air, le liquide même de l'hydrocèle, pour empêcher la réapparition du mal. Depuis long-temps la *possibilité* de réussir avec l'un ou l'autre de ces liquides n'est plus contestée; mais, comme ils sont loin de réussir en aussi forte proportion l'un que l'autre, et de jouir tous de la même innocuité, on en est venu à ne plus employer que quelques-uns d'entre eux. C'est le vin chaud aiguisé d'un peu d'alcool ou qu'on a versé bouillant sur des pétales de roses de Provins, que les chirurgiens français ont généralement adopté. Le vin rouge jouit en effet d'une efficacité incontestable et que j'ai eu, comme tous les autres praticiens, l'occasion de constater un très grand nombre de fois. Seulement, tel qu'on l'emploie généralement, ce liquide irrite assez les tissus pour exposer à l'inflammation purulente, si bien que peu de chirurgiens osaient s'en servir dans les cavités closes autres que la tunique vaginale; de plus, si quelque accident le met en contact avec le tissu cellulaire, il fait bientôt naître une inflammation gangréneuse assez grave pour compromettre la vie.

J'avais donc besoin d'un agent plus inoffensif et tout aussi sûr dans ses effets. Je crois avoir trouvé cet agent dans la teinture d'iode étendue d'eau. L'iode m'a semblé préférable ici pour une autre raison. Beaucoup de collections séreuses s'établissent dans les cavités closes par suite d'un engorgement, d'un état morbide de quelque parenchyme, de quelque organe voisin. L'analogie m'indiquait que l'action résolutive bien connue des préparations d'iode pourrait être alors d'une certaine importance.

J'ai donc fait des expériences pour savoir : 1° si la teinture d'iode fait naître, comme le vin, une inflammation adhésive dans les cavités closes ; 2° si cette teinture agit fructueusement sur les engorgemens qui compliquent parfois les hydropisies ; 3° si, comme le vin, elle mortifie les tissus entre lesquels elle s'infiltre.

A. La première question était facile à résoudre. L'hydrocèle était là pour me servir d'épreuve. Il y a près de huit ans que j'ai commencé mes premières expériences ; mais, à ce sujet, les résultats en ont été si concluans que le doute n'a bientôt plus été permis pour personne. Sous ce point de vue, je possède aujourd'hui plus de deux cents observations, et il en existe une infinité d'autres appartenant à des praticiens différens ; on dit même qu'aux Indes c'est une méthode usuelle, et qu'un chirurgien l'y aurait employée avant moi.

B. Les occasions ne m'ont pas manqué non plus pour apprécier l'influence de ce genre d'injections sur les engorgemens qui compliquent l'hydrocèle. Lorsque l'hydropisie avait été précédée ou était encore compliquée d'un certain degré d'engorgement testiculaire, la plupart des chirurgiens recommandaient d'attaquer d'abord cet engorgement par des médications générales ou locales, et de n'en venir que plus tard à l'injection vineuse. Souvent encore, prenant l'engorgement pour la maladie principale, on regardait l'injection comme inutile, et, en certains cas d'insuffisance des autres moyens, on en venait à sacrifier l'organe. J'ai fait tout le contraire avec la teinture d'iode. Quand il y a hydrocèle, je débute toujours par l'injection iodée, et si l'engorgement, fût-il considérable, n'est constitué ni par le squirrhe, ni par le tissu encéphaloïde, ni par la mélanose, ni par le tubercule, n'est dû enfin qu'à de l'hypertrophie, il se dissipe presque constamment. J'ai obtenu de la sorte des résultats tout-à-fait inattendus, des guérisons de tumeurs que des praticiens habiles avaient qualifiées de sarcocèles.

Sur ce point, je possède de nombreuses observations détaillées.

C. Pour savoir si, infiltrée dans le tissu cellulaire, la teinture d'iode provoque, comme le vin, une inflammation gangréneuse, il fallait se livrer à des expériences sur les animaux. J'ai bien constaté que, pendant ou après l'opération de l'hydropisie, la teinture d'iode s'était épanchée en plus ou moins grande quantité chez plusieurs malades, entre la peau et les autres tuniques du scrotum; j'ai bien acquis, pour mon compte, la certitude que ces épanchemens n'ont point produit d'inflammation notable, ou n'ont produit du moins qu'une inflammation purulente très limitée. J'ai acquis sept à huit fois cette certitude, soit dans des opérations pratiquées par moi, soit à l'occasion d'opérations pratiquées par d'autres sous mes yeux; mais, comme la dissection ne pouvait pas être invoquée en pareil cas, j'avoue que le fait pouvait ne pas paraître complétement démontré. Pour lever toute incertitude à ce sujet, j'ai injecté de la teinture d'iode étendue d'eau dans le tissu cellulaire d'un certain nombre de chiens, de lapins, de cochons d'Inde. Or, ces expériences, dont j'expose ici l'observation abrégée, ont toutes donné le même résultat; c'est-à-dire que la teinture d'iode n'est point restée sous la peau, qu'elle n'a point fait naître de gangrène ni de suppuration, et que les animaux n'ont éprouvé aucun accident à la suite de cette petite opération.

Il me paraît donc prouvé

1° Que la teinture d'iode provoque, avec autant de certitude qu'aucun autre liquide, l'inflammation adhésive des cavités closes ;

2° Que cette teinture expose moins que le vin à l'inflammation purulente ;

3° Qu'elle favorise manifestement la résolution des engorgemens simples qui compliquent les hydropisies ;

4° Qu'infiltrée dans le tissu cellulaire, elle peut ne pas amener d'inflammation gangréneuse.

Art. II. *Injections iodées.*

Avec ces premiers résultats, je me suis cru autorisé à faire usage des injections iodées, non plus dans l'hydrocèle simple de la tunique vaginale seulement, mais aussi dans toutes les variétés d'hydrocèles des organes sexuels, et dans toutes les hydropisies des cavités closes sous-cutanées, des cavités tendineuses, des cavités pathologiques ou accidentelles ; les cavités articulaires et viscérales ne sont venues que plus tard.

§ 1er. Des injections iodées dans les cavités closes des organes génitaux et des régions voisines.

Plus fréquentes au scrotum que partout ailleurs, les collections de liquide des cavités closes m'ont, en quelque sorte, servi de type dans cette région, pour les essais auxquels je me suis livré ailleurs. Il convient donc de relater ce que j'ai obtenu de ce côté, avant d'aller plus loin. Pour que les chirurgiens puissent tirer parti de mes recherches, je dois dire d'après quelles règles je pratique l'opération.

A. Un premier point important, et que la plupart des praticiens admettent depuis long-temps, c'est que la ponction soit faite au moyen d'un trois-quarts armé de sa canule, et non avec la pointe d'une lancette ou d'un bistouri. La facilité plus grande d'évacuer le liquide épanché, d'injecter ensuite le liquide médicamenteux, donnée par le trois-quarts, n'est pas, comme on semble le croire, la raison principale qui doit faire proscrire la lancette ou le bistouri en pareil cas. Avec l'instrument tranchant on court risque d'avoir une plaie qui suppure et, par suite, de substituer à l'inflammation adhésive qu'on veut produire une inflammation purulente qu'il faut éviter à tout prix dans la cavité affectée d'hydropisie. La piqûre du trois-quarts se refermant, se cicatrisant d'elle-même presque instantanément, met à l'abri de ces inconvéniens et mérite ainsi une préférence absolue.

B. On devait se demander dans quelles proportions la teinture d'iode serait le plus utile; là dessus j'ai varié mes essais presqu'à l'infini. J'ai employé cette teinture mêlée à de l'eau simple dans la proportion d'un neuvième, d'un cinquième, d'un quart, d'un tiers, à partie égale, je l'ai même employée pure, un assez grand nombre de fois. Les résultats m'ont prouvé que de toute manière on peut réussir. Toutefois la teinture d'iode pure est tellement irritante, qu'elle occasionne une douleur assez vive, qu'elle érode la peau pour ainsi dire à la manière d'un caustique. Je ne lui ai cependant point vu produire d'accident grave, d'inflammation purulente, et les hydrocèles traitées de la sorte ont très bien guéri.

Dans la proportion d'un neuvième, d'un cinquième ou même d'un quart, j'ai trouvé qu'elle n'occasionnait que peu d'irritation et que, chez certains malades, la résolution de l'épanchement nouveau, provoqué par l'injection ne s'effectuait pas ou ne s'effectuait qu'avec lenteur; aussi ai-je adopté depuis plusieurs années déjà le mélange d'un tiers de teinture et de deux tiers d'eau. Tous mes essais prouvent que, dans ces proportions, le liquide iodé atteint mieux le but que dans des proportions ou plus faibles ou plus fortes.

Que le liquide soit tiède ou à la température de l'atmosphère, il n'en produit pas moins le résultat indiqué. Il semble cependant que son efficacité soit un peu moindre quand il est tiède que quand il est froid. Comme il est d'ailleurs plus commode de l'employer à ce dernier état, je me sers à-peu-près constamment d'eau iodée à la température de l'air extérieur.

C. L'eau distillée ne détruirait probablement pas l'efficacité de la teinture d'iode; mais comme l'eau simple, d'après mes expériences, réussit pour le moins aussi bien, elle doit être, je crois, préférée. Il semble d'ailleurs que le liquide mêlé à la teinture d'iode soit assez indifférent ici, quand à sa nature. Je me suis effectivement avisé de me servir du liquide même de l'hydrocèle pour faire le mélange, et les résultats de l'opération ont été semblables à ceux que j'obtenais à l'aide de l'eau proprement dite. Il résulte même de là qu'au lieu de faire le mélange dans un vase, à l'extérieur, on peut très bien l'effectuer dans la cavité close elle-même. Pour cela, il suffit de ne pas vider complétement cette cavité du liquide qu'elle contenait, et d'y injecter la quantité convenable de teinture d'iode pure. J'ai opéré de la sorte cinq ou six malades, et les choses se sont passées chez eux comme si je m'étais servi du mélange de teinture d'iode et d'eau tel que je l'emploie habituellement.

D. Une certaine quantité d'iode tendant à se précipiter dans l'eau chargée de teinture, quelques personnes se sont demandé si ce n'était pas là un inconvénient, s'il ne conviendrait pas d'éviter cette précipitation en ajoutant au liquide une certaine proportion d'iodure de potassium. Cette addition que M. le docteur F. D'Arcet, alors mon interne à l'hôpital de la Charité, m'avait proposée en 1840 a été reprise depuis par un chirurgien distingué de Lyon, M. Pétrequin. — La précipitation de l'iode n'ayant point empêché l'opération de réussir dans les nombreux cas où j'ai employé l'injection iodée, j'ai négligé jusqu'ici, si ce n'est dans deux ou trois circonstances, d'employer l'addition de l'iodure de potassium. Je ne suis dès-lors nullement en mesure de dire si elle peut être admise à titre de perfectionnement, si elle peut nuire ou si elle est simplement inutile.

Un tiers de teinture d'iode et deux tiers d'eau commune, tel est le mélange qui m'a le mieux satisfait.

E. Ceux qui se sont servis de vin et qui le préfèrent encore, outre qu'ils le veulent à la température de 32 degrés Réaumur au moins, conseillent d'en remplir complétement la cavité close, de ne le retirer qu'au bout de 5 à 7 minutes, et de faire avec les mêmes précautions une seconde injection. Avec la teinture d'iode qui, comme je l'ai dit, est au moins aussi efficace froide que chaude, il est inutile d'en remplir, d'en distendre la cavité malade, de la laisser en place au-delà de quelques secondes, et de faire deux injections. Il m'a toujours suffi d'en introduire une quantité assez considérable pour que, en secouant ou en malaxant les parties, il fût possible de la mettre en contact avec tous les points de la cavité close. Ainsi secoué à la manière d'une bouteille qu'on veut laver, le kyste n'a pas besoin de retenir davantage le liquide iodé.

F. Avec l'injection vineuse on recommande d'expulser soigneusement tout le vin de la tunique vaginale, craignant que, s'il en reste, des accidens, la gangrène ou la purulence puissent survenir. Ayant acquis la certitude qu'épanché dans le tissu cellulaire, le liquide iodé ne produit habituellement ni gangrène ni suppuration, je n'ai pas hésité à en laisser quelques gouttes dans le kyste. Voyant que sa présence n'entraînait aucun danger, j'en suis même venu quelquefois à ne rien retirer de tout ce que j'avais injecté. Au demeurant, il m'a semblé que le résultat était plus certain, plus prompt en en laissant une petite quantité qu'en l'expulsant ou en le retenant en entier; si bien que j'en retire plus ou moins selon qu'il me paraît nécessaire de provoquer une inflammation plus ou moins considérable. J'ajouterai seulement que ma règle est celle-ci : quand l'injection est terminée, quand j'ai secoué ou malaxé mollement la tumeur, ce qui exige un espace de quelques secondes, je laisse sortir le liquide sous l'influence de la seule rétraction des tissus, sans exercer sur eux de pression réelle. Quand le liquide cesse de couler par le fait de cette rétraction, j'enlève brusquement la canule et l'opération est terminée.

§ 2. Hydrocèle.

Les hydrocèles des organes génitaux sont d'espèces assez diverses. L'hydrocèle, ordinairement simple, est quelquefois multiple dans la tunique vaginale, qu'elle communique ou ne communique pas avec la cavité du bas-ventre. Il existe en outre des hydrocèles enkystées du cordon, des hydrocèles dans des sacs herniaires, qui, eux aussi, communiquent ou ne communiquent pas avec la cavité du péritoine; enfin des hydrocèles chez la femme.

Les injections irritantes n'étaient admises comme préférables que pour l'hydrocèle simple de la tunique vaginale. Avec la teinture d'iode je suis allé beaucoup plus loin. Je n'ai trouvé aucune hydrocèle qui lui fût rebelle. Bien plus, c'est que l'injection iodée est d'un succès généralement plus prompt dans les autres variétés d'hydrocèle que dans l'espèce qui lui avait été seule soumise.

A. *Hydrocèles à cavités multiples de la tunique vaginale.*

Dans les cas d'hydrocèles multi-loculaires on n'osait point recourir aux injections, par la raison que le vin chaud ne serait point parvenu dans toutes les cellules, ou que si quelque déchirure l'y avait conduit, il aurait pu en résulter de la gangrène. La teinture d'iode, en contact avec les tissus déchirés, n'exposant point à cet inconvénient, m'a permis de traverser avec le trois-quarts ou sa canule les diverses cloisons des hydrocèles multiples, de transformer le tout en une cavité à-peu-près unique, et de guérir ce genre d'hydrocèle avec la même facilité que les autres. C'est un fait dont je possède plusieurs exemples, et qui ne laisse plus maintenant le moindre doute dans mon esprit.

B. *Hydrocèle dite congénitale.*

L'hydrocèle qui communique avec l'intérieur du bas-ventre et que l'on appelle congénitale, parce que l'on croit à tort, selon moi, qu'elle commence toujours dans l'enfance, n'a pas paru devoir être soumise à l'emploi des injections irritantes. Effrayés des dangers d'une inflammation qui s'étendrait de la cavité vaginale dans le ventre, persuadés que l'inflammation occasionnée par le vin chaud dans le scrotum pouvait amener une péronite rapidement mortelle, les chirurgiens ont agi sagement en n'appliquant point cette opération aux hydrocèles, dont la cavité se continue avec celle du péritoine. Ici néanmoins une remarque était à faire; c'est que les inflammations purement adhésives, produites artificiellement, sont infiniment moins redoutables que les inflammations purulentes, que les inflammations adhésives même développées spontanément. L'inflammation adhésive artificielle n'a pas comme l'inflammation spontanée une grande tendance à gagner au large. Elle ne va presque jamais au-delà des points de la cavité qui ont été touchés par le liquide irritant ou qui sont restés en contact avec lui. M'étant assuré de ce fait par des expériences variées, ayant constaté que la teinture d'iode ne produit point d'inflammation purulente dans les cavités soustraites au contact de l'atmosphère, je me suis décidé à traiter les hydrocèles congénitales par les injections iodées comme les hydrocèles ordinaires. J'ai toujours eu soin néanmoins, voulant plutôt pécher par excès de prudence que par défaut de précaution, d'exercer ou de faire exercer un certain degré de compression sur l'anneau inguinal pendant l'opération, afin d'empêcher tout épanchement dans le ventre. Sur ce point les chirurgiens se rassureront, j'espère, en songeant qu'il n'est pas nécessaire pour réussir de remplir complétement la tunique vaginale d'eau iodée, qu'il suffit de déposer quelques cuillerées de ce liquide dans le sac malade, et que l'inflammation qui va s'établir là n'a nulle tendance à dépasser le canal inguinal par en haut. J'ai d'ailleurs traité de la sorte plus de dix malades maintenant, et il est certain que les suites de l'opération ont été aussi simples, aussi franchement heureuses chez eux que chez ceux qui étaient affectés d'hydrocèle ordinaire.

C. *Hydrocèle dans les sacs herniaires.*

Un sac herniaire retenu dans les bourses trouve son image presque complète dans la tunique vaginale. S'il se ferme par en haut, sa cavité se trouve ainsi séparée de celle du péritoine, et peut devenir le siége d'une hydrocèle analogue à l'hydrocèle simple de la tunique vaginale. Quand ce sac conserve une libre communication avec l'intérieur du bas-ventre et qu'il devient le siége d'une collection, c'est absolument comme s'il existait une hydrocèle congénitale. Personne n'avait osé dans ces cas recourir aux injections irritantes. Les circonstances ont toujours paru aussi défavorables alors que pour l'hydrocèle congénitale. Les raisons qui m'ont fait attaquer cette dernière hydrocèle par les injections iodées devaient me conduire à en essayer l'emploi dans les hydrocèles du sac herniaire. En voici quelques observations qui montreront que loin d'être dangereuse, d'exposer aux graves accidens qui avaient tant effrayé les praticiens, l'opération est en pareil cas d'une extrême simplicité, d'une efficacité incontestable, d'un succès rapide.

J'ai fait usage de ces injections dans des sacs de hernie crurale, dans des sacs de hernie inguinale, dans des cas où le collet du sac était simplement bouché par de l'épiploon, dans des cas où le sac était fermé par coarctation simple de son extrémité supérieure.

Dans les *sacs herniaires non fermés*, j'ai pensé que des injections iodées pourraient amener la cure radicale des hernies. Sans les expériences nombreuses, variées, auxquelles je m'étais déjà livré, mes tentatives de cure radicale des hernies auraient pu à juste titre être considérées comme téméraires; mais avec ce que je savais de l'innocuité des injections iodées, de la nature et de la marche des inflammations adhésives, il pouvait me paraître parfaitement logique et prudent de procéder comme je l'ai fait. Toutefois, je ne me suis livré qu'à deux essais sous ce point de vue, et ces deux essais n'ont point amené la guérison radicale des hernies. Si j'y ai renoncé ce n'est point que mes deux premières observations soient de nature à me faire changer d'opinion sur la valeur des injections iodées dans les sacs herniaires. Au contraire, ces essais qui n'ont pas été suivis d'accident grave, montrent par eux-mêmes l'innocuité de l'opération; seulement ils m'ont appris qu'il existe là une grande difficulté pour le manuel opératoire.

Pénétrer dans le sac herniaire avec un trois-quarts est presque impossible : cependant, une incision à la place d'une piqûre exposerait à une inflammation purulente qu'il importe absolument d'éviter. En supposant même que l'inflammation adhésive du sac eût lieu, il est à craindre que la hernie ne fût pas pour cela radicalement guérie; que les viscères, venant à frapper sur l'extrémité supérieure du sac par l'intérieur du bas-ventre, poussassent de nouveau devant eux le péritoine au point de s'échapper encore à travers les anneaux aponévrotiques. Chez l'un de mes malades je fus obligé de pratiquer des incisions assez larges, de me livrer à une dissection minutieuse, et j'ai toute raison de croire que le liquide iodé fut injecté dans le tissu celluleux au lieu d'être poussé dans le sac lui-même. Une suppuration assez abondante survint et la hernie ne guérit point. Chez l'autre, j'éprouvai les mêmes embarras : je crus néanmoins avoir poussé l'injection dans le sac; il ne survint pas d'accident, mais la hernie reparut au bout de deux mois, et l'homme, qui succomba quelques mois plus tard à une hydropisie générale, me mit à même de constater qu'aucune trace d'injection iodée ne pouvait être remarquée dans le scrotum.

D. *Hydrocèles enkystées du cordon.*

Toutes les hydrocèles dont je viens de parler appartiennent à quelque dépendance du péritoine, concernent, par conséquent, des portions de cavités closes viscérales. Peut-être l'hydrocèle enkystée du cordon s'établit-elle aussi dans un reste de la cavité vaginale primitive incomplétement oblitérée. Mais cette question, qui n'a aucune importance ici, a d'autant moins besoin d'être discutée en ce moment que des cavités closes accidentelles, pathologiques, peuvent évidemment s'établir, et s'établissent en effet quelquefois sur le trajet du cordon, dans l'épaisseur du scrotum, en dehors de la tunique vaginale. C'est à ces hydrocèles, quel qu'en soit le réceptacle primitif, que les chirurgiens n'osaient pas appliquer les injections irritantes. Je suis en mesure aujourd'hui de montrer que c'était à tort. J'ai eu recours aux injections iodées dans les hydrocèles enkystées du cordon toutes les fois que j'ai rencontré cette maladie depuis 1835, et je n'ai obtenu nulle part de leur emploi des résultats plus complétement satisfaisans.

Les observations détaillées que j'en possède sont de nature, je crois, à dissiper toute crainte sur ce sujet. L'opération est d'ailleurs plus simple, plus incapable de nuire, s'il est possible, dans cette variété de l'hydrocèle, que dans les hydrocèles de la tunique vaginale et dans les hydrocèles des sacs herniaires.

Le trois-quarts ne court alors aucun risque de se fourvoyer

et le chirurgien n'a point à se préoccuper du testicule. Comme dans l'hydrocèle de la tunique vaginale, la cavité étant parfaitement close, il n'est pas possible que l'inflammation s'étende à l'intérieur du bas-ventre; n'étant avoisinée par aucun organe important, par aucun organe parenchymateux, l'hydrocèle enkystée du cordon une fois injectée doit guérir, et guérit réellement plus vite que les hydrocèles de la tunique vaginale.

E. *Hydrocèle chez la femme.*

Les femmes sont infiniment moins sujettes que l'homme a l'hydrocèle des organes génitaux. Sans m'arrêter ici à la question de savoir s'il existe dans le canal inguinal des femmes quelque chose d'analogue à la tunique vaginale de l'homme, je dirai que les hydrocèles rencontrées par moi au voisinage de la vulve étaient toutes étrangères au péritoine, étaient toutes comparables à des collections de liquide contenues dans des cavités closes accidentelles, comme les hydrocèles enkystées du cordon. J'ajouterai que ces hydrocèles sont loin de se montrer toujours sur le même point des organes sexuels. J'en ai vu une dans le canal inguinal; j'en ai rencontré deux entre l'ouverture cutanée de ce canal et l'extrémité supérieure de la grande lèvre correspondante. La plupart d'entre elles existaient dans l'épaisseur même des grandes lèvres.

Enhardi par l'innocuité et l'efficacité des injections iodées dans les cas d'hydrocèles congénitales, d'hydrocèles herniaires, j'ai cru pouvoir appliquer aussi ces injections aux hydrocèles de la femme. Les raisons qui avaient retenu les auteurs et les praticiens ne me paraissaient plus exister après ce que j'avais déjà observé et ce que j'ai raconté précédemment de la manière d'agir de ces injections. L'opération, pratiquée avec les mêmes précautions et d'après les mêmes principes que chez l'homme, n'a pas été moins efficace, n'a pas exposé à plus d'inconvéniens, quand je l'ai appliquée aux hydrocèles de la femme, que quand je m'en suis servi dans les hydrocèles enkystées du cordon.

§ 3. Hydropisies des cavités closes accidentelles.

J'ai eu recours aux injections iodées dans deux catégories de cavités closes accidentelles, au voisinage des organes génitaux : les unes existaient dans l'aine ou la fosse iliaque, les autres à l'intérieur même de l'excavation pelvienne.

A. *Cavités ilio-inguinales.*

J'ai vu dans l'aine et dans la fosse iliaque, derrière le ligament de Fallope, s'établir des collections de pus, de sérum et même de sang, qui semblaient s'être creusé une cavité close sous l'influence d'un travail maladif dans quelques ganglions lymphatiques. Deux fois des collections de ce genre, établies dans le creux inguinal, ayant acquis le volume d'un œuf ou du poing, ont été traitées par l'injection iodée, comme s'il se fût agi d'une hydrocèle simple, et dans les deux cas le résultat de l'opération a été aussi satisfaisant que dans les hydrocèles enkystées du cordon.

Un jeune homme tourmenté depuis plusieurs mois par une tumeur ganglionnaire, qui, du pli de l'aine, s'était étendue derrière le ligament de Poupart, vit sa tumeur grossir insensiblement et devenir manifestement fluctuante sans être douloureuse dans la fosse iliaque. M. le docteur Boinet, qui donnait des soins à ce malade, ponctionna la tumeur, en retira plus d'un verre de sérum, y injecta le liquide iodé, et obtint de la sorte une guérison rapide d'une maladie qui avait long-temps résisté à toutes les médications imaginables.

B. *Intérieur du bassin.*

Il se développe souvent autour des organes génitaux, dans la cavité pelvienne, chez les femmes principalement, des collections purulentes, hématiques ou séreuses. Ces collections sur lesquelles j'ai depuis long-temps appelé l'attention soit dans mes leçons à l'hôpital, soit dans quelques-uns de mes ouvrages, compromettent gravement la vie des malades. La seule opération qu'on osât leur appliquer, l'incision, n'amenait qu'un soulagement passager. Pas plus que l'incision simple d'une cavité close extérieure, elle ne détermine une guérison radicale. Après cette opération la collection, un instant détruite, ne tarde pas à reparaître. De plus, elle expose, si la plaie ne se réunit pas par première intention, à tous les dangers des opérations qui font naître les inflammations purulentes, c'est-à-dire qu'elle provoque souvent une inflammation aiguë de mauvaise nature dans l'intérieur du bassin, inflammation qui s'est transformée plus d'une fois en péritonite mortelle. Lorsque ces collections, qui ont lieu tantôt dans une cavité close accidentelle du tissu cellulaire sous-péritonéal, tantôt dans une cavité close accidentelle de l'épaisseur même des parois du vagin, de l'utérus, de la vessie, ou du rectum, tantôt dans un cul-de-sac du péritoine transformé en cavité close par quelques adhérences ou quelque condition pathologique, sont formées par du pus, l'ouverture simple soit par incision, soit par ponction, qu'on laisse ou non une canule dans la plaie, est la seule ressource chirurgicale qu'il soit prudent d'invoquer. Mais si la collection est représentée par du sérum ou par un liquide hématique, la propriété des injections iodées revient naturellement à l'esprit; l'occasion de les mettre à l'épreuve s'est présentée à moi dans le courant de l'année 1841.

Une jeune dame mariée depuis deux ans, impressionnable, nerveuse au dernier degré, et un peu lymphatique, avait cessé d'être exactement réglée peu de temps après son mariage; bientôt des douleurs vives s'étaient établies dans le bassin et tout le côté droit du bas-ventre. La santé générale se détériora à tel point que cette dame, d'ailleurs doué d'un moral excellent et de beaucoup de courage, fut obligée de s'aliter complétement. Divers médecins de son pays furent consultés. Pendant dix-huit mois des traitemens aussi nombreux que variés furent essayés sans succès. La famille de la malade, désespérée, voyant d'ailleurs que les médecins appelés variaient d'opinion ou plutôt n'avaient pas d'opinion bien arrêtée sur la nature de l'affection, prit le parti de l'amener à Paris. L'ayant examinée conjointement avec mon honorable collègue M. Andral et M. le docteur Faivre, je crus pouvoir diagnostiquer une collection de liquide brunâtre, couleur chocolat, derrière l'utérus, collection qui remontait vers la fosse iliaque droite.

Je conseillai en conséquence de ponctionner la tumeur par le vagin, et d'injecter par là une certaine quantité de liquide iodé comme s'il se fût agi d'une hydrocèle. Je procédai huit à dix jours plus tard à l'opération : un verre et demi environ de liquide rouge brunâtre évidemment hématique mais très fluide sortit par la canule ; je poussai dans la cavité d'abord de l'eau tiède à titre de lavage, puis de la teinture d'iode étendue d'eau. L'opération, qui eut d'abord les suites les plus simples, se compliqua au bout d'une douzaine de jours d'accidens nouveaux qui m'inspirèrent quelques inquiétudes. Ces accidens, qui se sont reproduits à des degrés variables depuis, nous ont toujours paru étrangers à la tumeur injectée. Toujours est-il que cette tumeur n'a point reparu, qu'elle est complétement oblitérée, et que Mme J... ne s'en ressent plus aujourd'hui.

Si autour de l'extrémité inférieure du tronc, j'ai cru devoir parler des injections iodées dans les diverses cavités closes affectées de collection de liquide, sans tenir compte de la nature diverse de ces cavités, il n'en sera pas de même pour les autres régions du corps, où je passerai successivement en revue les cavités celluleuses, sous-cutanées, les cavités accidentelles, les cavités tendineuses, les cavités articulaires et les cavités viscérales. Avant d'en venir là je dois relater encore un des services que peuvent rendre les injections iodées dans les collections hématiques du scrotum.

C. *Hématocèle.*

Je crois avoir établi ailleurs, par des observations concluantes, que les prétendues hydrocèles dégénérées décrites par les chirurgiens sous le titre d'hydrocèle lardacée, d'hydrocèle avec épaississement du sac, d'hydrocèle contenant un liquide grumeleux, rougeâtre ou roussâtre, toutes les hydrocèles enfin qui ne sont point transparentes, appartiennent plutôt à la classe des hématocèles, c'est-à-dire des collections *primitivement* sanguines. De tout temps, cette classe de tumeurs, qui ne guérissent point sans opération quand elles persistent au-delà de quelques semaines, ont paru nécessiter des ressources graves. Des chirurgiens sérieux, estimés, n'ont pas cru pouvoir en débarrasser franchement les malades, même de nos jours, autrement que par la castration, par une opération qui consiste à enlever le testicule en même temps que le kyste. Pour les plus réservés, pour

Boyer, pour Dupuytren, entre autres, il fallait au moins disséquer largement la tumeur, puis emporter à coups de bistouri ou de ciseaux la totalité ou une grande partie du kyste.

Des faits maintenant assez nombreux m'autorisent à dire que, excepté dans quelques cas particuliers, ces opérations sont inutiles; que de simples incisions ou même la ponction suffisent presque toujours. Les incisions deviennent indispensables lorsque la cavité pathologique contient des matières concrètes, des grumeaux, des pelotons, des plaques de sang, de fibrines dénaturées. De tels objets sont autant de corps étrangers que l'organisme ne peut garder, qu'il faut nécessairement extraire de la tunique vaginale. Ici donc, la ponction et les injections ne rempliraient pas le but, échoueraient à-peu-près inévitablement. Mais si la matière épanchée est restée liquide, si du moins elle n'est mélangée de parcelles concrètes qu'en petite proportion, l'opération de l'hydrocèle suffit, réussit parfaitement bien. Je me suis assuré de ce fait pour la première fois en 1837.

Un employé supérieur du ministère de la guerre, de la clientelle de M. le docteur Rivaillé, portait depuis plusieurs années au scrotum une tumeur du volume d'un gros œuf d'autruche, tumeur indolente, régulière, prise pour une hydrocèle par tout le monde. Invité à en débarrasser le malade, j'examinai cette tumeur et n'eus pas non plus d'abord d'autre idée sur sa nature que celle qui avait été émise avant moi. Le jour étant pris pour l'opération et ayant examiné de nouveau les bourses de M. G***, je manifestai quelques doutes à M. Rivaillé. Tous les autres signes de l'hydrocèle existaient; mais il nous avait été impossible d'en constater la transparence. Je dis donc à mon confrère que le liquide à extraire pourrait bien être sanguinolent plutôt que purement séreux. Il fut convenu entre nous que, sans prévenir le malade de nos angoisses, la ponction serait pratiquée; que, s'il en sortait du sérum, tout irait comme nous l'avions préparé; que si, au contraire, c'était du sang, nous aviserions aussitôt, c'est-à-dire que si le sang était assez fluide pour être extrait librement, l'injection serait faite comme pour l'hydropisie pure; mais que, dans le cas de sang en grande partie coagulé, nous nous en tiendrions à la simple ponction, afin d'en référer à la famille pour une opération plus grave.

Il se trouva que la tunique vaginale était distendue par un liquide rougeâtre, ressemblant à du chocolat délayé, fondu dans de l'eau.

Nous en retirâmes un verre environ; puis je procédai à l'injection absolument comme s'il se fût agi d'une hydrocèle ordinaire. J'avoue que je ne fus pas sans inquiétude sur le résultat de cette opération. Je craignais deux choses : 1° que l'injection iodée fît naître dans la tunique vaginale une inflammation purulente redoutable; 2° que, si nous échappions aux accidens primitifs, il en résultât au moins un échec complet, un manque de succès, qu'il en fallût venir enfin, un peu plus tôt ou un peu plus tard, à quelques larges incisions de la tumeur.

Rien de tout cela n'eut lieu; pendant quatre jours les parties augmentèrent de volume; un léger travail inflammatoire s'établit. Restée stationnaire pendant quelques autres jours, la tumeur se mit ensuite à décroître, et en moins de trois semaines la résolution s'en trouva opérée; malgré son état de santé en général chancelante, M. G..... ne fut nullement ébranlé par cette petite secousse, et la guérison de son hématocèle ne s'est pas démentie depuis.

A partir de ce moment je n'ai plus hésité, et aujourd'hui

mes terreurs primitives, je suis heureux de le dire, se sont complétement dissipées. J'ai constaté, dans des circonstances variées, que l'injection iodée guérit l'hématocèle complétement liquide, tout aussi bien que l'hydrocèle simple. En voici un autre exemple, une autre preuve des plus remarquables :

Un homme de la campagne, qui, au dire des médecins du pays, était affecté d'un sarcocèle, me fut conduit à la Charité par M. le docteur Selle, qui le croyait lui-même atteint d'une tumeur encéphaloïde. Il portait en effet dans le scrotum une masse aussi volumineuse qu'une tête d'enfant. Cette masse, qui était bosselée, de densité inégale, qui coïncidait avec une teinte jaunâtre de la figure du malade, présentait en effet les apparences extérieures d'une tumeur cérébriforme. Néanmoins, ayant acquis la certitude qu'il s'agissait ici d'une collection de liquide, probablement hématique, je pris le parti d'en pratiquer la ponction, ce qui me permit d'en tirer plus d'un demi-litre de matière d'un rouge brun grisâtre, puis de procéder à l'injection iodée d'après les règles indiquées : or, cet homme, chez lequel l'opération n'a fait naître aucun accident, a vu sa umeur se résoudre, disparaître peu-à-peu, et s'en est retourné chez lui parfaitement guéri au bout d'un mois. M. Selle, qui me l'a ramené à l'hôpital un an après, nous a mis à même de constater que la guérison était définitive, à tel point qu'il n'existait pas la moindre différence entre l'un et l'autre côté du scrotum.

Il est donc clair déjà que les injections iodées guérissent au moyen d'une opération excessivement simple :

1° Les collections séreuses enkystées de la tunique vaginale.

2° Les collections séreuses de la tunique vaginale qui

communiquent avec l'intérieur du bas-ventre, c'est-à-dire les hydrocèles congénitales.

3° Les collections séreuses qui s'établissent dans un sac herniaire, que ce sac se continue ou ne se continue pas avec la cavité péritonéale.

4° Les collections séreuses enkystées du cordon et les collections séreuses des organes génitaux externes de la femme.

5° Les collections séreuses ganglionnaires du pli de l'aine et de la fosse iliaque.

6° Les collections hématiques purement liquides de l'intérieur du bassin chez la femme.

7° Les collections hématiques, c'est-à-dire les hématocèles anciennes complétement liquides de la tunique vaginale; c'est-à-dire, en définitive, toutes les variétés d'hydrocèle ou d'hématocèle qui peuvent se développer autour de l'extrémité inférieure du tronc ou à l'intérieur même du bassin.

§ 4. Hydropysie des cavités sous-cutanées.

Toutes les cavités closes sous-cutanées sont exposées à des épanchemens qui constituent aussitôt des maladies : Epanchemens de sang, épanchemens de pus, épanchemens de matière glaireuse, glutineuse, colloïde, épanchemens de sérosité pure. Ce que j'ai dit de ces différentes sortes de collection en général s'applique de tous points aux épanchemens des cavités sous-cutanées. Il est donc inutile que j'y revienne en ce moment. Là, comme ailleurs, les injections iodées ne conviennent qu'autant qu'une ponction suffit pour extraire toute la matière épanchée, c'est-à-dire qu'il ne faut point compter sur leur efficacité quand la cavité close est remplie de matière concrète. Si même, quand il s'agit de sérum, il s'y trouve, ainsi qu'on le voit si souvent, des granulations hordéiformes, hydatiformes en grande proportion, l'injection iodée sera souvent insuffisante. Le succès de l'opération est d'ailleurs d'autant plus probable que les parois de la cavité close sont plus souples, plus franchement celluleuses, que la matière contenue est plus franchement, plus complétement séreuse. Voici ce que m'ont appris mes expériences sous ce rapport :

Chez une femme qui avait une collection séreuse dans la cavité sous-cutanée du dos du pied, la ponction et l'injection iodée réussirent comme dans l'hydrocèle.

Dans la cavité sous-cutanée du devant du genou où des collections de toute sorte s'établissent fréquemment, l'injection iodée ne réussit pas toujours. Quatre des malades que j'y ai soumis ont très bien guéri, mais j'ai échoué chez trois autres. Chez l'un d'entre eux, l'opération répétée deux fois à quinze jours de distance ne produisit rien du tout. Il n'y eut de douleur, de réaction, d'apparence d'inflammation ni au moment de l'opération, ni les jours suivans.

Il a semblé dans ces trois cas que la cavité fut complétement dépourvue d'irritabilité, et qu'il n'y eut pas moyen d'y provoquer une inflammation adhésive. J'ai retrouvé les mêmes particularités au coude sur l'olécrane.

Peut-être cette incertitude dans les résultats tient-elle sur l'olécrane et sur la rotule à l'état de dureté, de sécheresse, à l'espèce d'inertie, qui s'empare à la longue de tissus aussi fermes, aussi peu vasculaires que ceux des régions indiquées.

Au surplus les collections de liquides qui s'établissent dans les cavités sous-cutanées restent ordinairement trop petites, cèdent trop souvent à d'autres traitemens également simples pour que les injections iodées en deviennent le seul ou même le principal remède.

§ 5. Cavités accidentelles.

Les cavités closes accidentelles sont susceptibles des mêmes variétés de collections liquides que les cavités sous-cutanées naturelles. Comme dans ces dernières, on trouve dans les premières, tantôt du sang, tantôt du sérum, tantôt de ces deux liquides réunis en proportion variée. Les collections qui peuvent s'établir de la sorte, acquièrent parfois un volume considérable, beaucoup plus considérable du moins que dans les cavités sous-cutanées. Il peut en survenir dans toutes les variétés de cavités accidentelles dont j'ai parlé à l'article *anatomie*. J'en ai observé notamment dans le corps de la cuisse, au pli de l'aine, dans le creux de l'aisselle, sur les parois du thorax, dans les régions sus-claviculaires, sus-sternales, carotidiennes, sus-hyoïdiennes et laryngées, les unes contenant un liquide brunâtre, couleur chocolat ou café, les autres remplies de sérum presque pur.

§ 6. A la cuisse.

C'est entre le triceps et la partie antéro-externe du fémur que j'ai rencontré deux fois de ces collections. Il ne m'a été permis d'employer les injections iodées que dans l'un de ces cas.

Un adulte d'environ vingt-cinq ans, ayant éprouvé quelques semaines auparavant une douleur vague dans le membre, se fait admettre à l'hôpital de la Charité, offrant un renflement notable, quoique mal circonscrit, un peu au-dessous du milieu de la cuisse droite. Ce gonflement, qui ne descendait pas jusqu'à la rotule et qui avait au moins 15 centimètres d'étendue verticale sur 10 à 12 centimètres de largeur n'était accompagnée d'aucun phénomène inflammatoire. Comme le diagnostic du mal paraissait difficile à établir, je plongeai dans la tumeur une aiguille exploratrice. Je constatai de la sorte ce que la fluctuation et quelques autres caractères m'avaient déjà fait supposer, savoir, qu'il existait une collection séreuse considérable dans la profondeur du membre. Ayant vidé le foyer par une ponction simple avec le trois-quarts, j'espérai un moment en obtenir ainsi la guérison ; mais l'épanchement ne tarda pas à se reproduire, et c'est alors que je songeai aux injections iodées. Je ne m'y décidai pourtant qu'avec hésitation. Malgré ma confiance dans l'innocuité de ce moyen, je me défendais à peine de quelque crainte ; j'avais peur que les parois de la cavité morbide fussent encore trop souples, trop friables ou trop extensibles, pour retenir solidement le liquide médicamenteux, et que ce liquide ne vînt à s'infiltrer dans le tissu cellulaire voisin. Le tissu sous-musculaire de la cuisse est tellement souple, les inflammations dont il devient le siége se propagent si facilement d'un bout à l'autre du membre, qu'il m'était bien permis d'hésiter un moment.

Je pratiquai l'opération en m'entourant des précautions ordinaires. 120 grammes de liquide iodé furent injectés et laissés dans la cavité pathologique. Il en résulta sur-le-champ une douleur modérée; un peu de fièvre eut lieu le lendemain et le surlendemain ; la cuisse se gonfla, devint chaude, légèrement douloureuse et rouge pendant quatre jours. A partir de là, le foyer entra en résolution. Les quelques traces d'inflammation dont il avait d'abord été le siége s'éteignirent bientôt, et la guérison était complète le dix-septième jour. Les mouvemens de la cuisse et de la jambe n'en ont éprouvé par la suite aucune gêne, aucune altération notable; rien n'est survenu, ni pendant l'opération ni après, qui pût justifier mes premières appréhensions.

Ayant déjà parlé des cavités accidentelles des régions inguinale, génitale et pelvienne, je n'y reviendrai point ici. Je vais prendre ailleurs des exemples de collections cellulo-ganglionnaires, cellulo-glanduleuses ou glanduleuses proprement dites.

§ 7. Aisselles.

Le creux de l'aisselle se laisse parfois envahir par des collections séreuses qui ont évidemment pour point de départ, dans certains cas, une affection des ganglions lymphatiques. Comme partout ailleurs, ces collections ne cèdent qu'aux moyens chirurgicaux. Il fallait usqu'ici leur donner issue à l'aide de caustiques ou de larges incisions; la ponction simple ne les détruit que momentanément, et l'ouverture par le caustique ou par le bistouri est loin de suffire toujours. Elle ne réussit du moins qu'après un temps considérable, qu'en provoquant une inflammation purulente qui n'est pas toujours dépourvue de danger. Il était donc naturel de voir si les injections iodées ne leur seraient pas applicables. Comme à la cuisse, j'ai d'abord été retenu par la crainte d'une infiltration dans le tissu cellulaire abondant du voisinage. J'avais peur aussi que les nerfs nombreux, que les gros vaisseaux de la région, ne prédisposassent à de violentes douleurs, à une réaction vive, à quelque accident grave, en un mot. Cependant, enhardi par ce que j'avais déjà observé dans les sacs herniaires, dans les collections intra-pelviennes, par exemple, j'ai conçu l'espoir que, dans l'aisselle, ces injections ne produiraient rien d'alarmant. Les deux observations suivantes montreront jusqu'à quel point mes soupçons étaient fondés. Chez les deux malades, une collection de plusieurs verres de liquide, qui s'était déjà reproduite après la ponction simple, une tumeur grosse comme les deux poings, a disparu dans l'espace de quinze jours sous l'influence d'une simple piqûre qui n'a point laissé de plaie, et de l'injection de quelques cuillerées d'eau iodée qui n'a causé ni fièvre ni douleur sérieuses, qui n'a pas même exigé qu'on changeât le régime des malades. Ces malades, que j'ai revus quelque temps après leur sortie de l'hôpital, n'avaient plus dans le creux de l'aisselle la moindre trace de leur ancienne maladie.

§ 8. Au sein.

La région mammaire est fréquemment affectée de collection sanguinolente ou séreuse, de kystes. Ces kystes, ordinairement très petits et multiples quand ils se creusent dans les lobules de la glande, où j'en ai souvent rencontré, acquièrent parfois un volume assez considérable.

Généralement confondus avec les autres tumeurs du sein, ils sont attaqués le plus souvent, soit par les caustiques, soit par l'instrument tranchant. Je me suis assuré cependant qu'il est possible, qu'il est même facile de les guérir par une opération beaucoup plus simple. En supposant qu'on ne voulût pas les extirper, que, pour les détruire, on s'en tînt à de simples incisions ou à l'emploi d'un caustique énergique, on aurait au moins une large caverne à faire suppurer, puis à cicatriser. Toutes les analogies me portaient à croire que l'injection iodée réussirait aussi bien là que dans l'hydrocèle du scrotum. Il ne pouvait exister de difficulté que sous le rapport du diagnostic. Le tissu glandulaire de la mamelle n'est pas plus délicat que le tissu de la glande séminale de l'homme ; il n'y a dans le voisinage aucun vaisseau important à ménager; seulement on pouvait craindre un retentissement de l'inflammation artificielle dans les plèvres, ou de voir pénétrer le trois-quarts dans la poitrine, s'il était mal dirigé. Mais, d'après les faits que j'ai déjà relatés, que je connaissais, ces inconvéniens ne me paraissaient guère possible, et je n'ai pas tardé à passer outre.

1re Observation. — Le premier cas de cette espèce, que j'aie opéré, appartient à un jeune garçon âgé de 15 ans, qui m'avait été adressé de province pour être soigné à l'hospice de la Charité. Il portait en dehors de la mamelle droite une tumeur globuleuse, fluctuante, indolore, sans changemens de couleur à la peau, et qui était transparente à la lumière d'une bougie.

Après avoir pris toutes les précautions possibles pour m'assurer que cette tumeur était bien une collection idiopathique, ne résultait ni d'une maladie des côtes voisines, ni d'une lésion organique de la glande mammaire, ni d'une altération du creux de l'aisselle, de l'épaule, ni d'une affection interne, soit du cœur, soit du poumon, soit des plèvres, j'en pratiquai la ponction, avec le trois-quarts à hydrocèle. Je retirai de la sorte cent cinquante grammes de sérosité légèrement citrine ; mais il resta une petite collection accessoire un peu au-dessus de la collection principale. Ne voulant pas déchirer la cloison qui les séparait l'une de l'autre, je me bornai à injecter soixante grammes de liquide iodé dans la seule tumeur qui eût été ponctionnée. Je retirai la moitié de ce liquide et laissai le reste dans la cavité morbide. L'enfant se plaignit à peine. Les trois jours suivans la tumeur se reproduisit en partie, devint un peu douloureuse, chaude et rouge, sans provoquer de fièvre, sans que le jeune garçon se crût plus malade qu'auparavant. Au bout de douze jours, la tumeur injectée se trouva guérie. Celle que j'avais respectée n'avait point changé d'aspect; elle se composait encore de deux loges que je traversai d'un même coup de trois-quarts, et dans lesquelles j'injectai une petite quantité de liquide iodée. Tout se passa cette fois comme la première, et au bout de six semaines, quand l'enfant sortit de l'hôpital, il était déjà guéri depuis long-temps.

2e Observ. — Une dame, âgée de 30 et quelques années, madame C. D. R.., épouse d'un médecin habitant la Bourgogne, vint à Paris en 1841, consulter, pour une tumeur qu'elle portait au sein gauche. Cette tumeur, qui avait le volume d'un œuf, qui effrayait beaucoup la malade, était d'un diagnostic assez obscur pour qu'un praticien distingué de la capitale, qui l'avait examinée, en eût formellement conseillé l'extirpation.

M'étant aperçu qu'elle était fluctuante, ayant cru reconnaître en elle tous les caractères d'une hydropisie de la mamelle, je proposai de la soumettre à la ponction, puis à l'injection iodée. M. le docteur Faivre et le mari de la malade se joignirent à moi pour cette opération. La ponction de la tumeur donna issue à un demi-verre de sérosité citrine. J'injectai à la place de ce liquide trois cuillerées d'eau iodée. Madame C. D. R..., qui était dans des transes extrêmes, qui s'attendait à de violentes douleurs, malgré ce que nous avions pu lui dire, fut très surprise du peu de souffrance qu'elle éprouva, et se rassura bien vite. Dès le lendemain la tumeur avait reparu avec le léger cortége de phénomènes phlegmasiques qui forment l'apanage des injections iodées. Au bout de trois jours la résolution commença, et dix jours plus tard elle était complète. La malade, qui ne garda la chambre que quatre jours, aurait pu sortir sans inconvénient le jour même de l'opération. Ce n'est en réalité que par pure précaution que nous crûmes devoir la retenir chez elle. Elle est bientôt retournée dans sa province, et je n'ai point appris qu'il lui soit rien survenu depuis.

Voici un autre fait presque en tout semblable au précédent.

3e Observ. — Madame B..., âgée de 40 et quelques années, grande, maigre, très impressionnable, portait aux deux seins diverses tumeurs qui avaient été soumises depuis deux ans à toutes sortes de traitemens, internes et externes. Cette dame, qui habite également la province, et que j'avais vue plusieurs fois en consultation, vint s'établir chez un de ses gendres, à Boulogne.

M'étant assuré qu'il s'agissait de kystes ou de collection de liquide, et non de tumeurs concrètes, chez elle, je lui laissai entrevoir la possibilité de la guérir avec de simples piqûres, de lui éviter enfin l'extirpation de ses tumeurs par l'instrument tranchant, qu'elle redoutait au-delà de toute expression. Heureuse de cette promesse, elle se soumit à ce que je lui proposais, et il fut convenu que la tumeur principale, qui avait le volume d'un gros œuf, serait seule attaquée d'abord. Les autres ne dépassaient pas le volume d'une aveline ou de l'extrémité du doigt. La ponction et l'injection furent pratiquées comme chez madame C. D. R..., et les suites de l'opération eurent exactement la même simplicité. J'ai eu plusieurs fois depuis des nouvelles de madame B..., et je sais que la tumeur opérée ne s'est point reproduite, que les autres sont restées stationnaires.

Pour les personnes qui ont été témoins de l'*exiguïté*, de

l'innocuité, de la simplicité extrême de cette opération, des suites douces, et de l'efficacité rapide des injections iodées dans les kystes du sein, il ne sera plus guère permis d'invoquer en pareil cas l'intervention, soit des caustiques, soit de bistouri.

§ 9. Cavités accidentelles du cou.

Les régions diverses du cou sont tellement compliquées que les tumeurs qu'on y observe offrent souvent de très grandes difficultés de diagnostic ; en admettant même qu'on soit certain d'avoir constaté dans ces tumeurs l'existence d'une collection de liquide, il reste encore à ne pas confondre ici les anévrysmes, les abcès symptomatiques et toutes les collections de sources éloignées, avec l'hydropisie de quelque cavité close accidentelle. Ces cavités closes elles-mêmes qui appartiennent tantôt au tissu celluleux proprement dit, tantôt à quelque ganglion dégénéré, tantôt à la glande thyroïde, etc., ne sont pas toujours faciles à distinguer les unes des autres.

Quoi qu'il en soit, en supposant toutes les obscurités du diagnostic détruites, et le fait une fois constaté, il y avait à étudier l'action des injections iodées là comme je l'ai fait ailleurs. Pour ne parler que des cas où la nature du mal m'a paru évidente, je citerai d'abord quelques exemples relatifs aux cavités ganglionnaires. Je possède, sous ce rapport, deux ordres de faits qui prouvent, les uns, que, sans être nuisibles, les injections iodées ne réussissent point dans les kystes purulens ; les autres, que, pour les collections séreuses, l'injection iodée réussit aussi bien dans les cavités ganglionnaires du cou que dans l'hydropisie proprement dite.

Un homme, âgé de trente et quelques années, portait à la région sus-claviculaire un vaste abcès ganglionnaire indolent, stationnaire. Je pensai qu'il y avait lieu d'essayer une injection iodée dans la collection, après en avoir extrait le pus. Les suites de l'opération ne différèrent pas d'abord de ce qu'elles sont dans les hydrocèles en général ; mais la peau finit par rougir et s'enflammer ; loin de diminuer la tumeur augmenta de volume, et je trouvai convenable, quinze jours plus tard, d'en pratiquer l'incision, de la vider avec le bistouri.

J'ai traité de la même façon et avec les mêmes résultats un vaste kyste purulent sus-sternal ; il en a été de même de kystes ganglionnaires purulens placés chez deux malades sous le muscle sterno-mastoïdien, l'un en avant, l'autre en arrière de ce muscle, au niveau de l'angle de la mâchoire inférieure.

Ces faits et un certain nombre d'autres relatifs à des tumeurs de l'épaule, de la cuisse, de l'aine, des parois thoraciques, m'ont prouvé dès long-temps que les injections iodées dans les abcès, par une ponction qu'on laisse refermer aussitôt, n'ont pas, à beaucoup près, la même efficacité que dans les collections séreuses ou sanguinolentes. Ce sont eux qui m'ont prouvé que l'importance de ces injections résulte surtout de l'inflammation adhésive qu'elle provoque si facilement, et qu'une inflammation purulente dénature complétement le but qu'on doit se proposer en se servant de l'eau iodée.

Quant aux kystes séreux du cou, les injections iodées en débarrassent les malades avec une facilité surprenante.

Un enfant, âgé de trois ans, portait, dans la région sus-hyoïdienne, un kyste de ce genre, aussi volumineux que le poing. Ce kyste, qui reconnaissait évidemment pour point de départ une maladie des ganglions lymphatiques, existait déjà depuis plus de six mois; il avait été soumis à toutes sortes de traitemens sans aucune sorte d'avantage. L'enfant m'avait été conduit à la Charité dans le but de lui faire extirper sa tumeur. Ayant reconnu la nature du mal, j'en pratiquai la ponction avec un trois-quarts fin, et j'y injectai aussitôt après de la teinture d'iode au tiers. Les suites de l'opération furent exactement les mêmes que celle de l'hydocèle si ce n'est qu'elles eurent une marche plus rapide; quinze jours après l'enfant était guéri.

Un autre enfant, âgé de six ans, me fut amené dans le même but que le précédent, ayant, dans la région carotidienne au niveau de l'os hyoïde, un kyste séreux du volume d'un gros œuf; l'injection iodée lui fut appliquée comme je viens de dire, et les suites en furent également heureuses et très simples.

J'ai pratiqué la même opération chez une femme encore jeune, en 1840, à l'hôpital de la Charité, et pour un kyste qui existait exactement dans le même point que celui de l'enfant dont je viens de parler en dernier lieu. Deux fois j'ai eu recours à l'injection iodée pour des collections séreuses ganglionnaires ou celluleuses de la région sus-claviculaire et du quart inférieur de la région carotidienne. Les résultats ont été les mêmes dans ces deux cas que dans tous ceux que j'ai rappelés jusqu'à présent.

Comme tous les autres faits du même genre que je possède diffèrent à peine de ceux-ci, il serait inutile, je crois, d'en donner les détails. J'ajouterai seulement, sans craindre d'être démenti par la suite, que les épanchemens séreux des cavités closes cellulaires ou ganglionnaires des différentes régions du cou cèdent tout aussi sûrement, tout aussi facilement que l'hydrocèle du scrotum, aux injections iodées ; mais il y a au cou un organe dont les cavités closes accidentelles remplies de liquide méritent une attention toute spéciale. Je veux parler du corps thyroïde, d'une des variétés du goître.

§ 10. Goître.

Assez souvent la tumeur du cou, connue sous le nom de goître, est formée par du sérum ou par un liquide rougeâtre, brun ou roussâtre, un liquide couleur de café ou couleur de chocolat, dans une cavité close accidentelle de la glande. Ces collections, qui s'établissent dans le corps thyroïde comme il s'en établit dans le parenchyme de l'utérus, dans le parenchyme du testicule, dans le parenchyme des tumeurs fibrineuses ou fibreuses de la matrice, des tumeurs encéphaloïdes, dans le parenchyme de la mamelle, étant fréquemment compliquées d'une hypertrophie notable de la glande, sont aisément confondues avec les tumeurs concrètes, avec le goître sans dégénérescence.

Considérant que le goître ne cède généralement à aucune sorte de médication, soit interne, soit externe, que pour en débarrasser les malades, on a successivement tenté des sétons, la ligature des artères voisines, sa destruction à l'aide des caustiques, des incisions larges, simples ou multiples, et son extirpation ; considérant ensuite que plusieurs de ces opérations sont excessivement dangereuses, compromettent gravement la vie, que les autres ne réussissent que par exception ; que, dans la meilleure supposition possible, elles laissent au moins des traces fort désagréables, les chirurgiens durent être heureux en pensant que les injections irritantes, par la méthode usitée dans le traitement de l'hydrocèle, pourrait être appliquée avec avantage à certaines variétés du goître. Il ne faut donc point s'étonner que ces injections aient été conseillées par divers praticiens, et même mises en usage par quelques-uns d'entre eux. Cependant, chose assez étrange, Rullier qui paraît disposé à les préconiser (*Dict. des scienc. méd.*, art. Goître), et qui semble ignorer qu'un chirurgien de Genève, M. Maunoir, s'en était déjà servi plusieurs années auparavant, n'a trouvé que des détracteurs parmi les chirurgiens du temps.

M. Maunoir (*Mém. sur les amp., l'hydr. du cou, etc.*), qui, dès 1812, a pratiqué l'injection d'un kyste thyroïdien, n'a point conseillé cette opération, comme on le croit généralement, comme une infinité de personnes l'ont dit, le répètent depuis trente ans.

« Quoiqu'il y ait une grande affinité entre les tumeurs enkystées du cou et les hydrocèles de la tunique vaginale, il me paraît cependant, dit M. Maunoir (ouvr. cité, 1825, page 96), que, dans l'hydrocèle du cou, le kyste étant plus dense, l'on a plus de peine à en déterminer l'inflammation adhésive. Aussi dans le traitement ne doit-on pas se laisser guider par l'analogie, et *il ne convient pas* d'avoir recours à la cure par injections, quoiqu'elle semble, au premier coup-d'œil, devoir être la meilleure. J'ai voulu la tenter, et j'ai été obligé d'y renoncer comme à une méthode vicieuse et qui n'est pas sans danger. Une injection qui ne sera pas très stimulante n'opérera rien ou presque rien sur un kyste fort épais, et pour l'ordinaire très ancien. Veut-on se servir d'une injection très active, elle causera beaucoup de douleur et provoquera des accidens spasmodiques fort alarmans. »

Ainsi, on le voit, M. Maunoir repousse les injections irritantes comme dangereuses, après les avoir essayées dans le traitement du goître.

Tous les chirurgiens qui en ont parlé après lui ont tenu le même langage. Percy, faisant un rapport sur le travail de M. Maunoir, se joint à l'auteur pour repousser ce genre de médication. « Ténon en avait dit autant il y a cinquante ans, ajoute Percy (coll. de mém., page 130, Maunoir), et il n'avait pas oublié d'ajouter que si, par hasard, il y avait une communication par la trachée-artère et l'intérieur de la tumeur, l'injection venant à pénétrer dans le canal, le malade pourrait suffoquer, et que cette communication n'existant pas encore, une injection âcre risquerait de la produire. »

Cette sentence de Ténon, puis celle de M. Maunoir rappelée par Percy, ont sans doute fait loi depuis aux yeux des chirurgiens, car il n'est plus question à aucun titre des injections irritantes dans les traités ou dans les dictionnaires modernes à l'article *goître* ou *maladies de la glande thyroïde*.

Les bienfaits que j'avais retirés de la teinture d'iode dans d'autres collections m'ont porté à examiner de nouveau la question. En y regardant d'un peu près, je me suis d'abord aperçu qu'on avait rejeté ces injections en s'appuyant de motifs dont la valeur était fort contestable.

1° Si l'opéré de M. Maunoir a éprouvé des accidens, il faut convenir que le cas était bien peu favorable à une tentative de cette espèce. La malade, âgée de 49 ans, était suffoquante, et venait de rendre, par la bouche, une grande quantité de sang, lorsque M. Maunoir fut appelé près d'elle en 1799. Une première ponction tira de cette tumeur une pinte et demie de liquide brun-foncé. Quelque temps après, le chirurgien la vida une seconde fois d'une quantité égale de fluide semblable. C'est alors qu'il remplit la poche de vin rouge, chaud, aiguisé d'une petite quantité d'alcool. Quelques accidens nerveux alarmèrent le praticien, et furent suivis d'un abcès. Comme cet abcès s'établit en dehors du kyste, il ne me paraît aucunement démontré qu'une certaine quantité de l'injection ne se fût pas infiltrée dans le tissu cellulaire. On s'expliquerait par là et les accidens dont parle M. Maunoir, et la récidive du mal après l'injection vineuse.

2° De ce que l'injection irritante n'a point réussi dans un cas de goître aussi énorme, aussi compliqué, il ne s'ensuit nullement qu'elle doive échouer dans les cas plus simples.

3° De ce qu'une injection vineuse aurait produit des accidens sérieux, il n'en résulte point que l'injection iodée doive en faire naître de semblables.

4° Quant à ce qui a été dit des perforations de la trachée artère et des dangers de la suffocation, ceci ne peut concerner que quelques cas exceptionnels dont on conçoit à peine la possibilité, et qui ne se rencontreront probablement jamais.

5° En disant que la cavité humorale n'est pas disposée de manière à ce que ses parois puissent se recoller facilement, les chirurgiens ont soulevé une crainte plus rationnelle, mais qui manquait de base réelle, tant que l'observation n'était point venue la confirmer. Il en était de même de cette autre crainte fondée sur ce que les parois du kyste, en pareil cas, sont en général très épaisses, si bien qu'abstraction faite du liquide, il faudrait aussi les amoindrir, résoudre l'hypertrophie dont elles sont le siége.

Ayant constaté une infinité de fois déjà dans le scrotum et

ailleurs, d'une manière tout-à-fait évidente, la résolution des engorgemens parenchymateux, ganglionnaires, ou simplement celluleux après l'opération, j'avais, par là, quelques raisons de croire que l'épaississement du tissu thyroïdien trouverait plutôt un remède qu'une nouvelle cause d'accroissement dans l'injection iodée. Ce que j'avais obtenu de ces injections dans d'autres cavités closes, ne m'ôtait pas toute espérance d'effacer, d'oblitérer aussi celle de la glande thyroïde. Enfin, c'était au moins une question à résoudre directement par des faits, affirmativement ou négativement; je ne pouvais point oublier non plus que si l'iode, donné à l'intérieur ou appliqué en topique jouit réellement de quelqu'efficacité quand il est employé contre le goître, il devait avoir bien plus de prise encore sur le mal, porté, en quelque sorte déposé au centre même du tissu altéré. Je ne voyais après tout aucun danger réel à de semblables tentatives. J'ai pris mes mesures pour n'opérer d'abord que des collections assez circonscrites, chez des sujets sains et dans les meilleures conditions possibles. Voici quelques-uns de ces faits.

1re Observation.—Une demoiselle âgée de 20 ans, fraîche, belle, bien portante du reste, avait un goître, traité par les préparations d'iode à l'intérieur et divers topiques à l'extérieur depuis 18 mois. Comme la tumeur croissait plutôt qu'elle ne diminuait, la malade fut conduite à Paris par sa famille. Cette tumeur, qui avait le volume du poing, qui occupait le côté gauche du cou, qui se continuait évidemment avec le corps thyroïde, était fluctuante; au lieu d'une tumeur concrète, comme on l'avait cru, c'était une tumeur humorale, un kyste de la thyroïde, en un mot. Je laissai entrevoir aux parens de la jeune demoiselle qu'il serait peut-être possible de guérir cette affection, qui faisait le tourment de leur vie, à l'aide d'une opération à peine douloureuse, nullement dangereuse, c'est-à-dire à l'aide d'une sorte de piqûre et de l'injection de quelques gouttes d'un certain liquide.

Heureux de cette idée, la malade et son père acceptèrent sur-le-champ ma proposition. Il fut convenu que je pratiquerais dès le lendemain une ponction exploratrice pour lever tous les doutes. Un trois-quarts fin, plongé dans la tumeur, me permit d'en tirer aussitôt un liquide parfaitement fluide, légèrement rosé. Le diagnostic ainsi établi sans réplique, je procédai trois jours plus tard à l'opération complète. Par la ponction je retirai un demi-verre de sérum légèrement coloré en rouge, et la tumeur disparut sous nos yeux. Je poussai à la place qu'avait occupée ce liquide 40 grammes d'eau iodée. La jeune personne, fort timide, assez pusillanime d'ailleurs, convint n'avoir éprouvée que très peu de douleur ; elle ne se plaignit ni de ces angoisses, ni de cette *énervation,* ni de cet état qui fatiguent parfois si fort les malades qu'on vient d'opérer de l'hydrocèle. Elle resta levée, et au bout de quelques heures elle ne se sentait plus de rien. Comme après l'opération de l'hydrocèle, la tumeur reprit peu-à-peu son volume primitif, qu'elle sembla même dépasser un peu, puis elle commença à diminuer ; au bout de 15 jours elle était réduite de moitié ; au bout d'un mois ce n'était plus qu'une masse du volume d'une noix. Mais cette masse, ce noyau, formé par les parois du kyste rétracté, a persisté depuis ; il est même, m'a-t-on dit, parfois le siége de quelques douleurs.

Il n'y a jamais eu de réaction, de fièvre, de travail inflammatoire extérieur, et le tout s'est passé, chez cette jeune personne, avec la même simplicité que chez les dames opérées de kystes au sein par la même méthode.

2me OBSERVATION.—Appelé conjointement avec M. Marjolin par M. le docteur Pilon, près d'une jeune dame âgée de 22 ans, d'une constitution nerveuse et légèrement lymphatique, nous eûmes à examiner une tumeur qui occupait le côté droit du cou. Cette tumeur, un peu moins volumineuse que le poing, était survenue sans cause connue. Elle avait notablement augmenté de volume depuis un accouchement effectué dix mois auparavant; mais comme la malade avait notablement maigri, et convenait avoir le cou un peu gros depuis plusieurs années, nous ne fûmes point convaincus qu'il se fût opéré un très grand changement dans sa tumeur depuis aussi peu de temps. Quoi qu'il en soit, cette tumeur, qui n'avait été précédée d'aucun engorgement ganglionnaire, qui était indolente, sans changement de couleur à la peau, qui suivait tous les mouvemens du larynx, qui, plus rapprochée de la ligne médiane et plus éloignée du squelette que les ganglions engorgés, nous parut avoir son siége dans le lobe correspondant de la glande thyroïde. La fluctuation y était si obscure, que MM. Marjolin et Pilon doutèrent de sa réalité et qu'ils crurent à un goître concret jusqu'à ce que, par une ponction exploratrice, j'en eusse tiré devant eux quelques gouttes de liquide. L'iode à l'intérieur, l'éponge calcinée, la poudre de Sancy, les pommades de diverses sortes, avaient été déjà essayées sans succès. La malade, tenant beaucoup à être promptement débarrassée de sa tumeur, aimant mieux se soumettre à une opération dont nous lui avions d'ailleurs expliqué le peu de gravité, que d'essayer de nouvelles médications soit internes, soit externes, nous arrêtâmes, mes deux confrères et moi, que cette opération serait pratiquée trois jours plus tard. Réuni avec les mêmes praticiens, Mme D*** étant couchée sur un lit, ayant le cou découvert, je plongeai dans la tumeur un trois-quarts fin, demi-volume du trois-quarts à hydrocèle, et je retirai par la canule de ce trois-quarts plus d'un demi-verre d'un liquide analogue à de la décoction de café par la couleur et la fluidité. L'injection iodée fut faite immédiatement. J'éprouvai d'abord quelque embarras à la faire ressortir ; il fallut une aspiration avec la seringue pour désobstruer cette canule des quelques grumeaux qui s'y étaient engagés.

Après l'opération tout se passa ici exactement comme dans le cas précédent. Point de douleur, point de réaction générale ni locale appréciable pour la malade. L'appétit, le sommeil, n'en furent pas troublés notablement. Accroissement de la tumeur pendant quatre jours. Etat stationnaire pendant quatre autres jours; résolution qui marche vite d'abord, plus lentement ensuite, qui bientôt ne laisse plus à la place du goître qu'un noyau, qu'une sorte de plaque dure, sensible au doigt, mais qui ne se distingue plus à l'extérieur.

3me OBERVATION. — Un malade encore jeune, qui, selon toute apparence, a été affecté d'abord d'un goître humoral aigu, entre à la Charité peu de temps après l'exacerbation des phénomènes principaux de sa maladie. Voici le fait (1) :

Constitution robuste. Il n'a jamais eu de *grosse gorge ;* quelques femmes dans son pays offrent *peut-être* cette particularité.

Il avait un rhume depuis trois mois. Il était très exposé à des courans d'air.—Le 27 mai, en se réveillant, courbature générale, pesanteur de tête qui ne l'empêchent pas de tra-

(1) Recueilli par M. Boniteau.

vailler. Dans la journée, céphalalgie, cardialgie. Le 27, fièvre qui le force de se recoucher à neuf heures du matin. *Douleur* et tumeur au cou; il entre à l'hôpital. La tumeur s'est accrue toute la journée; le soir, elle était presque aussi grosse qu'à présent. Le lendemain matin, elle était descendue un peu plus bas et n'a plus augmenté. La douleur ne s'apaisa que le 29.

29 mai. — Larynx dévié de 3 centimètres à gauche. Tuméfaction de la moitié droite du cou, depuis le niveau de l'os hyoïde jusqu'à la fossette sus-sternale; rougeur non franchement inflammatoire; douleur modérée. Tumeur homogène, mobile, fluctuante, située sous le sterno-mastoïdien, plus apparente et comme pendante si le malade se lève, et ayant alors le volume et la forme d'un œuf.

On n'y sent point de battemens. La chaleur y est peu intense; la douleur n'existe guère que sous la pression. Autrement, c'est une simple gêne dans la respiration.

Le malade ne peut remuer le cou (le sterno-mastoïdien comprime la tumeur); sa figure exprime l'anxiété.

Cataplasmes; trente sangsues.

30 mai. — On enfonce l'aiguille exploratrice dans la tumeur : quelques gouttelettes de liquide sanguinolent en sortent.—Ponction avec le trois-quarts armé de sa canule; sortie par jet d'un demi-verre de liquide onctueux, homogène, couleur de chocolat bouilli dans de l'eau.—Le larynx revient à sa place. Le malade est soulagé et respire mieux.

Linges imbibés de chlorhydrate d'ammoniaque sur la tumeur.

1er juin. — Le malade ne souffre nullement. Il a peine seulement à remuer le cou, et la tumeur est encore sensible à la pression.

La solution du chlorhydrate d'ammoniaque maintient la peau rosée et la picote un peu.

10. — La tumeur semble reparaître, surtout dans l'attitude assise ou levée.

15. — La grosseur augmente, quoique lentement.

Pommade au précipité blanc.

22. — Seconde ponction avec le trois-quarts. Il sort un décilitre de liquide roux-grisâtre, épais, *mêlé de pus.*

Injection de teinture d'iode. Le malade n'en souffre pas beaucoup.

25. — La tumeur est augmentée plutôt que diminuée.

27. — Plus de tumeur ; peu de sensibilité à la pression.

1er juillet. — Sortie du malade. A la place du kyste, on sent un noyau dur, indolent. Le cou est redevenu très régulier. Le malade s'en va tout joyeux.

4e Observation.—Je dois donner maintenant un exemple de goître traité par l'injection iodée, et qui s'est compliqué d'accidens assez insolites.

Un dentiste distingué de la capitale, M. B***, portait depuis longues années sur le côté droit du cou une tumeur à laquelle il n'avait d'abord fait aucune attention. Cette tumeur, qu'il ne savait à quoi attribuer, avait toujours été indolente, dépourvue de tout empâtement dans les tissus voisins, mobile, comme liée au larynx, étrangère à tout travail phlegmasique. Comme elle avait fini par prendre un accroissement notable, par dépasser le volume du poing, elle en était venue à refouler à gauche le larynx et l'œsophage, à soulever en dehors le muscle sterno-mastoïdien, à faire en avant un relief qui rendait le cou sensiblement difforme. Ayant examiné les choses de concert avec M. le docteur J. Pelletan, je restai convaincu qu'il s'agissait là d'une collection séreuse ou sanguinolente de la thyroïde. La fluctuation y était d'ailleurs parfaitement évidente. Le malade n'étant pas en mesure de tenter pour le moment une cure radicale, attendu que les circonstances ne lui permettaient pas de suspendre ses affaires, même pour quelques jours, je me bornai à vider cette tumeur par une ponction simple, à en effectuer la cure palliative.

Le kyste contenait un plein grand verre de sérum parfaitement citrin ; il revint graduellement, et au bout de deux mois son volume était aussi considérable qu'avant la ponction. M. B*** me pria dès-lors de l'en débarrasser radicalement en pratiquant l'opération complète, c'est-à-dire la ponction et l'injection iodée dont je lui avais parlé d'abord.

La ponction donna issue à la même quantité de sérum que la première fois ; 100 grammes de liquide iodé furent injectés dans la cavité morbide, et je ne retirai que la moitié à-peu-près de la matière injectée. Il n'y eut le premier, le second et le troisième jour, rien de particulier dans les suites de l'opération. La tumeur redevint grosse, ainsi que cela arrive dans tous les autres cas ; mais un mouvement fébrile, une perturbation générale, un trouble notable dans les digestions, se déclarèrent à partir du sixième jour. Au bout de dix jours, il s'établit une teinte ictérique très prononcée sur la figure, le cou et presque tout le corps ; une céphalalgie très fatigante, qui augmentait par le moindre mouvement de la tête vînt compliquer ces premiers accidens, et s'est maintenue pendant plus de 15 jours. Toutefois la résolution a fini par s'emparer de la tumeur, et M. B*** est guéri radicalement de son goître depuis long-temps.

C'est la première fois que j'observe de pareils symptômes après l'injection iodée, dans quelque cavité, dans quelque lieu que cette injection ait été pratiquée. J'ai donc dû me demander s'ils étaient effet ou simple coïncidence de l'opération. Pour ce qui est de la céphalalgie, M. B*** en avait déjà été affecté plusieurs années auparavant, et la maladie alors avait été caractérisée par les mêmes phénomènes, la même marche, la même ténacité que cette dernière fois. Quant à la teinte jaune, elle n'était pas assez complétement semblable à la teinte de l'ictère hépatique, pour qu'il me parût impossible de la rapporter à l'absorption de l'iode, quoique cependant il y ait à cette dernière supposition de très sérieuses difficultés.

Quoi qu'il en soit, ces faits et quelques autres analogues détruisent sans réplique les craintes de Ténon, de M. Maunoir, de Percy, et prouvent que les kystes thyroïdiens remplis de sérum ou de liquide, soit brun, soit rouge, que les kystes remplis d'un liquide parfaitement fluide, dont les parois ne sont point encroûtées de matière inerte, sont lisses ou presque lisses, cèdent tout aussi bien que l'hydrocèle proprement dite aux injections iodées.

Art. III. *Cavités tendineuses.*

L'innocuité, l'efficacité, l'utilité des injections iodées étant ainsi démontrées par les faits, une nouvelle série de tentatives se présentait à la pensée; il fallait voir ce que feraient ces injections dans les cavités tendineuses. Quelques difficultés, quelques causes nouvelles d'insuccès étaient à présumer de ce côté. Les tumeurs humorales, attenant aux tendons, n'ont, en général, ni la même régularité ni le même volume que celles dont j'ai parlé jusqu'à présent. Tantôt uniques et globuleuses, tantôt allongées et cylindroïdes, elles se montrent quelquefois sous forme de bosselures multiples ou de plaques inégales de dimensions variées. Sous ces dernières apparences, elles sont souvent multiloculaires ou garnies de cloisons plus ou moins nombreuses. La matière épanchée, tantôt séreuse, tantôt mêlée de grumeaux ou de fragmens de sang, de fibrine, de lymphe concrète, est assez souvent aussi pultacée, gluante, analogue à de la gelée de groseilles ou de pommes, ou bien à du blanc d'œuf un peu épais. Il saute aux yeux que toutes ces circonstances doivent influer sur le résultat des injections irritantes et qu'il n'eût pas été possible de se prononcer nettement *à priori* sur la valeur de ces injections. L'observation seule pouvait être invoquée en pareil cas. Aujourd'hui, sans avoir fait assez d'expériences pour résoudre tous les points du problème, je possède cependant assez d'observations pour enhardir les praticiens, pour laisser entrevoir le parti qu'on pourra tirer des injections iodées dans le traitement des tumeurs humorales tendineuses. J'ai essayé ces injections à la main et au poignet, au pli du bras, sur le dos du pied, au bas de la jambe et autour du genou.

§ 1er. A la main.

Sur nulle partie du corps, les tumeurs tendineuses ne sont de nature et d'espèce aussi variées qu'à la main et au poignet. C'est sur le dos de cette région que se rencontrent surtout les nodus ou ganglions, les kystes globuleux, comme les kystes multiloculaires, les kystes appartenant aux toiles tendineuses seules, les kystes qui semblent se continuer par leur racine avec les cavités synoviales de l'articulation.

Un phlegmon diffus, grave, ayant envahi tout le dos de la main, du poignet et de l'avant-bras d'une jeune femme qu'on avait traitée par l'injection vineuse d'un kyste synovial développé sur le tendon des extenseurs du doigt indicateur, m'avait d'abord inspiré de fortes préventions contre ce genre de médication. Ayant eu cette malade sous les yeux, en 1824, à l'hospice de la Faculté, j'avais hésité long-temps avant d'oser les essayer moi-même; mais la bénignité des suites de l'injection iodée partout où j'y ai eu recours a fini par amoindrir singulièrement mes craintes. Puis je me suis demandé si l'opération dont le résultat m'avait si défavorablement impressionné avait été pratiquée selon toutes les règles; si quelques gouttelettes du vin injecté ne s'étaient pas épanchées dans le tissu cellulaire; si le trois-quarts n'avait pas, contre l'intention de l'opérateur, traversé le kyste de part en part, etc. J'arrivai de la sorte à regarder ce fait comme non avenu et à conclure que c'était une question toute neuve, à traiter sur nouveaux frais.

A. Une première fois, en 1840, je vidai par la ponction une tumeur séreuse ayant son siége dans la toile tendineuse des extenseurs des doigts médius et annulaires, tumeur qui avait le volume d'un marron et dans laquelle j'injectai une cuillerée à café environ de liquide iodé. Les suites de l'opération furent exactement les mêmes, mais en petit, qu'après l'opération de l'hydrocèle. En douze jours l'inflammation adhésive parcourut toutes ses périodes, y compris la résolution.

En 1841, je m'y suis pris de même pour une tumeur pareille, d'un volume moitié plus considérable, qui était globuleuse et qui occupait la face dorsale du poignet. Le résultat de l'opération fut tout aussi satisfaisant que dans le cas précédent.

J'ai eu l'occasion d'observer quatre fois de larges tumeurs tendineuses, étendues depuis le dos de la main ou la racine des doigts jusqu'à 4, 5 et 6 centimètres au-dessus de l'articulation radio-carpienne. J'aurais désiré éclaircir la question relative à l'efficacité des injections iodées en pareil cas, mais toutes ces tumeurs contenaient un sérum mêlé d'une grande proportion de grains hordéiformes; plusieurs d'entre elles étaient multiloculaires, et trois des malades en étaient si peu incommodés, désiraient si peu en être débarrassés, que je n'ai pas cru devoir leur en proposer formellement l'opération par les injections iodées.

B. Les tumeurs humorales établies dans les cavités synoviales tendineuses à la région palmaire du poignet ou de la main et qui revêtent souvent la forme de bissac, entraînent de tels dangers quand on les soumet à l'action du bistouri, résistent avec une telle opiniâtreté aux autres modes de traitement, que j'eusse été heureux de pouvoir les attaquer par la teinture d'iode en injection. Malheureusement le cloisonnage, la disposition filamenteuse ou lamelleuse, de l'intérieur de la cavité, la mobilité, la multiplicité des tendons qui la traversent, la texture hétérogène des différens points de sa paroi ou de ses parois ne permettaient guère de compter sur des résultats fort avantageux et décisifs en pareil cas. J'ai essayé cependant. Un jeune homme, âgé de vingt-deux ans, d'assez bonne constitution, entre, au mois d'août 1842, à l'hôpital de la Charité pour se faire traiter d'une tumeur en bissac du poignet. Après avoir essayé les pommades résolutives, la compression, le vésicatoire volant, l'incision sous-cutanée répétée trois fois sans avantage aucun, je me décidai à l'injection iodée.

Une première fois la ponction fut pratiquée par la paume de la main. Je retirai de la sorte quinze grammes de liquide synovial très pur et quelques granulations hordéiformes.

Mais une portion de la tumeur résista, en me donnant la certitude qu'il y avait là un kyste multiloculaire; l'injection iodée ne fut suivie que d'une réaction inflammatoire peu intense. La piqûre du trois-quarts se ferma par première intention. Pendant dix jours j'eus l'espoir de voir la tumeur se résoudre. Bientôt il fallut renoncer à cette illusion. Je renouvelai l'opération sur les bosselures qui étaient restées, et je vis qu'il y avait encore dans cet endroit plusieurs cloisons que je déchirai avec la canule du trois-quarts. L'injection iodée fut faite dans cette cavité comme elle l'avait été dans l'autre. Les suites en furent également très simples, mais les grumeaux, les concrétions hordéiformes qui paraissaient constituer le fond de la maladie n'avaient pas pu être tous extraits, et la tumeur ne disparut point. Je crus devoir la fendre successivement sur plusieurs points et en faire suppurer l'intérieur quelques semaines plus tard. Le malade a fini par guérir, et qui plus est, la mobilité de ses doigts, la liberté de ses tendons fléchisseurs s'est rétablie, malgré la suppuration étendue et abondante dont ils ont été longtemps entourés.

Ces quelques observations ne démontrent pas sans doute qu'on puisse guérir toutes les tumeurs humorales tendineuses du poignet à l'aide des injections iodées; mais elles n'en ont pas moins une certaine importance : elles autorisent à conclure :

1° Que l'injection iodée guérira ces tumeurs en tant qu'elles présentent une seule cavité, qu'elles ne contiennent que du sérum; qu'elles ne sont pas remplies de concrétions fibrineuses ou lymphatiques;

2° Que dans la paume de la main ou sur le devant du poignet, dans les tumeurs bilobées, même quand il y a des concrétions hordéiformes mêlées au liquide synovial, les injections iodées peuvent être essayées sans danger, offriront même quelques chances de succès, quand, au lieu d'une sorte d'éponge, d'un kyste à larges mailles, la tumeur est constituée par une cavité unique un peu régulière.

§ 2. Pli du bras.

Au pli du bras je n'ai vu qu'une fois la cavité synoviale tendineuse radio-bicipitale affectée d'hydropisie. C'était en 1842, chez une domestique âgée de 30 et quelques années, et que l'on traitait depuis plusieurs mois comme si elle avait été affectée d'une *tumeur blanche* quand elle fut admise à l'hôpital de la Charité. La tumeur, profondément située sous les muscles palmaires de l'avant-bras, me parut évidemment étrangère à l'articulation du coude. Après beaucoup de tâtonnemens et d'hésitation, je m'arrêtai à l'idée qu'elle existait dans la cavité synoviale qui se trouve entre le tendon du biceps et la tubérosité du radius. Une ponction avec un petit trois-quarts me permit de tirer de là deux cuillerées de sérum légèrement rosé. Ayant promené le bec de la canule dans divers sens, je m'assurai que j'étais dans une cavité close qui reposait sur la tubérosité du radius et qui ne paraissait avoir nul rapport avec l'articulation du coude. J'eus recours immédiatement à l'injection iodée, et cette tumeur, qui avait résisté à des applications nombreuses de sangsues, de vésicatoires, de topiques résolvans ou émolliens de toutes sortes, des médications internes assez compliqués pendant plus de six mois, disparut sous l'influence de cette légère opération dans l'espace de quinze jours.

§ 3. Au pied.

J'ai pratiqué l'injection iodée dans des tumeurs humorales

de deux espèces entre les tendons dorsaux du pied. Après ce que j'ai dit de la main, il était tout simple que l'opération réussît très bien, quand les kystes tendineux du dos du pied sont remplis de liquide séreux ou synovial. Mais j'ai voulu voir aussi ce que feraient ces injections quand le kyste contient de la matière glutineuse ou en forme de gelée. Or dans deux cas, chez un homme et chez une femme, où il m'a été possible d'expulser par la canule d'un petit trois-quarts toute la matière glutineuse que contenait la tumeur, l'injection iodée a parfaitement réussi. La femme, opérée en 1842, est revenue à l'hôpital plusieurs fois depuis, et j'ai pu m'assurer ainsi que la guérison de son kyste était radicale, définitive :

Dans deux autres cas, où le kyste n'avait été vidé qu'incomplétement la guérison n'a pas eu lieu, il est vrai, mais l'injection iodée n'a produit aucun accident.

§ 4. Coulisses fibro-synoviales malléolaires.

Les coulisses fibro-synoviales sont parfois le siége de collections sur lesquelles j'ai appelé le premier, je crois, l'attention des chirurgiens. Personne n'en a parlé, du moins en ce qui concerne la coulisse malléolaire du jambier postérieur. Il convient pourtant de ne pas oublier que, dans ce point, l'hydropisie de la cavité tendineuse n'est pas rare, et que la collection séreuse est assez souvent remplacée là par une collection de pus ou de sang. J'ai déjà observé six fois des tumeurs synoviales dans la coulisse du jambier postérieur. Comme les tumeurs purulentes ou hématiques, ces collections en ont imposé et en imposent encore souvent pour une maladie de l'articulation tibio-tarsienne. Il saute aux yeux néanmoins que ce doivent être deux maladies très différentes, et que, par cela même, il importe de bien les distinguer. Le gonflement synovial représente une sorte *d'arc*, qui remplit plus ou moins complétement l'espace calcanéo-malléolaire ; qui est fluctuante; que l'on suit jusqu'à l'os scaphoïde, vers la plante du pied, et qui se prolonge plus ou moins loin vers le mollet derrière le tibia. Indolore, incolore, survenue en peu de temps, exactement limitée dans la gaîne distendue du muscle jambier postérieur, la tumeur synoviale se distingue ainsi de la tumeur purulente, dont un état inflammatoire, plus ou moins vif, a dû précéder l'établissement.

Cette sorte d'hydropisie, étant tout aussi rebelle que celles des autres parties du corps, a dû me donner bientôt l'idée de l'attaquer par les injections irritantes, comme celles dont il a été question jusqu'ici. Je pouvais bien craindre encore que l'inflammation, provoquée par l'injection de teinture d'iode, vînt à prendre le caractère purulent, à gagner l'articulation voisine, à se propager dans l'épaisseur de la plante du pied ou du corps de la jambe ; mais, rassuré par mes expériences antérieures, autorisé à croire que la teinture d'iode n'amène que difficilement la suppuration, que, par une ponction étroite, l'injection de cette teinture ne fait naître d'accidens sérieux nulle part, j'ai cru pouvoir, sans imprudence, attaquer, par ce moyen l'hydropisie du jambier postérieur derrière la malléole interne.

Le seul exemple que je possède encore sous ce rapport me semble concluant.

Un homme, âgé de quarante et quelques années, maigre, usé, haituellement valétudinaire, était à l'hôpital de la Charité, dans un service de médecine depuis quelques mois, à cause de douleurs rhumatismales, quand il fut admis dans mes salles. J'appris qu'il souffrait un peu depuis cinq à six semaines dans les deux régions malléolaires internes. Je trouvai là de chaque côté une tuméfaction, un gonflement qui s'étendaient depuis le cinquième inférieur de la jambe jusqu'à la tubérosité interne du scaphoïde en passant derrière la malléole. Cette tumeur, qui était manifestement fluctuante, sans changement notable de couleur à la peau, et peu douloureuse, était notablement moins prononcée à droite qu'à gauche.

J'essayai pendant quelque temps des onctions avec l'onguent mercuriel ou avec la pommade d'iodure de plomb, et les bains. N'obtenant rien de ces moyens, j'eus recours à la ponction, puis à l'injection iodée pour la tumeur de la malléole gauche. L'opération ne fut suivie que d'accidens inflammatoires locaux fort légers; il n'y eut pas de réaction générale; le travail curatif suivit exactement la même marche qu'après l'opération de l'hydrocèle. Il y eut même ceci de remarquable, qu'à la jambe droite la tumeur qui avait toujours été beaucoup moindre et que je continuai de traiter par les topiques résolutifs et le vésicatoire volant, ne disparut qu'à la longue, long-temps après la tumeur soumise à l'injection iodée.

Après un traitement pareil, il y avait lieu de craindre que le tendon contractât des adhérences avec les surfaces voisines, de manière à perdre de sa mobilité, de son action sur le pied. Heureusement il n'en a rien été. J'ai revu le malade plusieurs fois depuis sa sortie de l'hôpital, et j'ai pu m'assurer qu'il n'existe chez lui aucune raideur anormale, aucun embarras dans le glissement du jambier postérieur derrière la malléole interne.

ART. IV. *Tumeurs humorales tendineuses du jarret.*

Parmi les tumeurs synoviales qui apparaissent quelquefois dans le jarret, il importe d'en distinguer de deux espèces : les unes qui appartiennent aux tendons seuls, les autres qui communiquent avec la capsule du genou. Toutes deux acquièrent parfois un volume assez considérable. Nous verrons, en parlant de l'hydarthrose, que la ligne de démarcation entre ces deux catégories de tumeurs n'est pas toujours facile à poser pendant la vie. Quoi qu'il en soit, pour les cas où il est évident que la collection appartient aux cavités tendineuses seules, l'injection iodée paraît devoir être applicable mieux encore qu'à la main et au pied. En effet, dans l'épaisseur des bords du jarret, ces tumeurs sont généralement uniloculaires, volumineuses, à cavité lisse et régulière. Il y avait donc lieu de les soumettre à la ponction et à l'injection de teinture d'iode. Parmi les exemples de cette opération, je dois citer les deux suivans :

Il s'agit de deux frères, âgés, l'un de 14 ans, l'autre de 12 ans ; le premier fut opéré au n° 1 de la salle Sainte-Vierge, en 1841 ; le deuxième, au n° 39 de la salle Saint-Augustin, en 1842.

Le premier ne se laissa traiter qu'avec une extrême répugnance et en conservant une grande frayeur ; le deuxième, au contraire, enhardi par son frère, est venu de lui-même réclamer l'opération à l'hôpital. Chez tous deux, la tumeur, qui occupait le creux du jarret, s'en allait entre les tendons de la patte d'oie, où elle se perdait insensiblement. Chez tous deux, elle offrait le volume d'un œuf de poule, contenait de la matière synoviale pure, existait depuis plusieurs années, ne causait point de douleur, entretenait seulement de la gêne et contrariait ainsi les deux enfans qui en étaient affectés.

Chez le garçon du n° 1, j'essayai d'abord des topiques de toute sorte et même des vésicatoires volans. Je vidai une fois la tumeur par une ponction simple ; mais la collection se reproduisit en moins de trois semaines. Une ponction nouvelle, suivie d'injection iodée, fit naître dans la cavité séreuse une inflammation modérée, un peu de douleur, de chaleur, de rougeur à la peau, puis le tout commença à s'éteindre du quatrième au cinquième jour, et le kyste disparut insensiblement dans l'espace de quinze jours. La guérison ne s'est jamais démentie depuis, et quand ce garçon me conduisit son frère, un an après, il n'avait plus dans le jarret aucune apparence de tumeur. Il en a été de même chez l'autre.

Ces essais ont besoin d'être répétés sans doute dans les cavités tendineuses, et il n'est pas encore permis de dire tout ce que l'on peut espérer des injections irritantes en général, des injections iodées en particulier, dans les collections de synovie sur le trajet des tendons. C'en est assez toutefois pour rassurer, pour encourager les praticiens, pour faire présumer qu'il en sera des cavités tendineuses, eu égard à la teinture d'iode, comme des cavités celluleuses naturelles ou accidentelles, comme des cavités glanduleuses ou ganglionnaires.

Art. V. *Cavités articulaires.*

J'aborde là une question infiniment plus grave, d'une toute autre importance que celles dont je me suis occupé précédemment.

Faire naître artificiellement une inflammation aiguë dans une articulation a toujours paru redoutable, très dangereux aux praticiens. L'observation clinique montre effectivement qu'une fois établie dans les jointures, l'inflammation purulente compromet souvent la vie; qu'elle finit d'autres fois par nécessiter l'amputation du membre; que, dans les cas les plus heureux, elle laisse au moins à sa suite une ankylose, une difformité irrémédiable. On conçoit, d'après cela, que personne ne soit allé, sans de puissans motifs, s'exposer volontairement à de pareils dangers.

Cependant il se fait dans les jointures des épanchemens ordinairement si rebelles, et qui forment si souvent le point de départ de maladies très graves, à leur tour, que l'idée des injections irritantes dans les articulations, est déjà venue à l'esprit de divers chirurgiens. Seulement l'opération a continué de paraître si dangereuse, qu'elle n'a jamais été pratiquée qu'en tremblant.

« Cette opération n'est pas toujours couronnée de succès, dit Boyer (tome IV, pag. 471, 2e édit.), et quelquefois elle est accompagnée d'accidens graves, qui font périr le malade ou qui conduisent à la nécessité de l'amputation du membre. »

Cette manière de voir que tous les modernes partagent ne m'a cependant point paru fondée sur des faits concluans. Dans l'observation de Lassus (*Pathol. chirurg.* tome 1er, p. 313); dans celle de Warner (*Trans. philos.*, année 1755); dans celle de Schlichting comme dans celle de Gay (*Recueil périodique de la Société de médecine;* t. II, p. 167), où l'opération permit aux malades de se rétablir après les avoir mis dans le plus grand danger, il a toujours été question d'*incision* de la capsule et d'injection détersive. Il en est de même des faits rapportés par Monro fils et par Boyer lui-même (*Mal. chirurgicales*, tome IV, p. 484), faits où l'opération a nécessité l'amputation du membre dans un cas, et amené la mort dans l'autre.

Il est clair dès-lors que ce n'est point l'injection irritante telle que je l'entends, telle qu'il faut l'employer quand on veut obtenir une inflammation adhésive qui avait été essayée par ces auteurs. Les observations publiées au nom de M. Jobert appartiennent à la même catégorie. Elles auraient causé moins de frayeur, j'imagine, si on avait mieux compris la différence qui existe entre une inflammation provoquée artificiellement dans les cavités synoviales par une piqûre qu'on referme aussitôt et l'inflammation qui s'établit dans une jointure à travers une plaie maintenue ouverte. Avec cette dernière circonstance tous les dangers signalés par Boyer, dangers qui ont fait proscrire la ponction et les injections irritantes des hydarthroses, existent effectivement. Mais rien ne prouvait qu'on dût avoir les mêmes craintes pour les injections irritantes par une simple ponction et sans plaie permanente de l'articulation.

On conçoit néanmoins que la main tremble quand il s'agit d'essayer sur l'homme de résoudre un pareil problème. Malgré toute la sécurité que m'avaient inspirée les injections de teinture d'iode dans une infinité de cavités diverses, je n'en ai pas moins hésité long-temps avant d'y avoir recours pour les hydarthroses. J'étais arrêté encore par une autre crainte. Je m'étais dit : en supposant que l'injection iodée guérisse l'hydarthrose, ne fasse naître aucun accident inflammatoire grave, n'est-il pas probable qu'elle amènera la fermeture de la capsule, des adhérences qui aboliront, qui troubleront du moins profondément les fonctions de l'articulation.

Une circonstance toute particulière vint en quelque sorte me forcer la main une première fois.

1re Obs. — Hélène Fondère entre à l'hôpital de la Charité, salle

Sainte-Catherine, le 20 mars 1839. Cette femme, âgée de 22 ans, domestique, n'est à Paris que depuis huit mois. Avec un dérangement dans les menstrues, il lui est servenu au genou droit du côté du jarret un gonflement peu douloureux qui ne l'a pas empêchée de continuer ses travaux. A l'hôpital, elle présente sous le bord interne du jarret une bosselure fluctuante qui paraît se continuer avec une autre bosselure placée sur le côté interne de la rotule. Il parut d'abord difficile de préciser le siége de cette double tumeur. On l'attaqua pendant deux mois par les topiques résolutifs, les vésicatoires volans, le calomel et le chlorhydrate de baryte à l'intérieur.

La tumeur du jarret ayant pris un volume de plus en plus considérable aux dépens de la tumeur antérieure, on finit par croire que le tout était peut-être étranger à l'articulation. Après s'en être expliqué à l'amphithéâtre, après avoir dit qu'en supposant une communication avec la capsule du genou, l'injection iodée laissait l'espoir de ne pas provoquer d'accidens graves, M. Velpeau procéda à cette opération le 15 avril. La malade accusa une douleur fort vive; il y eut de la fièvre pendant deux jours; tout le genou se gonfla, et il fut évident que l'injection avait pénétré dans le genou. Cependant les accidens se calmèrent. Mais comme le gonflement du genou ne paraissait pas s'éteindre assez promptement, on fit appliquer un vaste vésicatoire volant sur la région engorgée, le 25 avril; le 30, diminution notable de l'engorgement; frictions avec l'onguent mercuriel.

Le 9 mai, nouveau vésicatoire volant, à cause d'un reste de gonflement qui persiste. On reprend les frictions mercurielles le 12. Le 17, nouveau et dernier vésicatoire. Le 21, les deux genoux sont de volume égal, et la tumeur du jarret est réduite à un petit noyau solide (Observation recueillie par M. Charpentier).

Ce premier fait ne fixa que modérément mon attention et ne me parut point concluant. L'incertitude du diagnostic d'abord, la lenteur de la résolution ensuite, les souffrances vives dont s'était plaint la malade, le besoin que j'avais éprouvé de recourir au vésicatoire volant et aux frictions résolutives, m'avaient laissé dans la même incertitude qu'auparavant.

2e Obs. — Un second fait à-peu-près du même genre s'est présenté à l'hôpital de la Charité dans le courant de la même année.

Je vais le donner ici tel qu'il a été recueilli sous mes yeux en 1839 par M. Grandhomme, élève du service.

Mala (Claude), boulanger, 35 ans, rue de Grenelle Saint-Germain, n° 158, éprouve depuis 5 mois de la douleur dans le genou droit, sans avoir cessé ses occupations. Le genou n'a jamais été, dit-il, plus volumineux du côté malade que du côté sain. Point de coups, point de chutes, point de rhumatismes. Une tumeur indolore s'est établie, petit à petit, au creux du jarret. Il entre à l'hôpital de la Charité le 14 juillet 1839. Le genou droit présente en arrière, à la partie interne du creux poplité, en dehors des tendons qui vont former, par leur épanouissement, la patte d'oie, une tumeur globuleuse à base large, du volume d'un œuf, sans changement de couleur à la peau, indolente à la pression, donnant au doigt la sensation d'une fluctuation sourde et obscure.

Les mouvemens du genou sont légèrement gênés et la tumeur paraît plus saillante dans l'extension que pendant la flexion de la jambe. Il reste des doutes sur sa communication avec la capsule du genou. Le 17 on en pratique la ponction qui donne issue à un liquide onctueux, synovial un peu épais; ou y injecte immédiatement quelques cuillerées de liquide iodé. Après comme avant l'opération on est dans l'incertitude sur la question de savoir si le genou est ou non étranger à cette tumeur. Comme la résolution semble se faire attendre, et que le travail inflammatoire qui succède à l'opération est peu marqué, on couvre la place de la tumeur d'un large vésicatoire volant. Quand ce vésicatoire est sec, la tumeur paraît ne plus exister; dans quelque position qu'on examine le genou on ne vient point à bout de la retrouver et le malade sort guéri le 27 juillet.

3e Obs. (1) — Delaplace, âgé de 18 ans, bijoutier, entre le 14 février 1842 à l'hôpital de la Charité pour un gonflement du genou qui date de plusieurs mois. Ce malade, qui s'est donné un coup léger sur le genou, ne ressentit d'abord dans la partie qu'une douleur légère, à laquelle il fit peu d'attention. A la suite de fatigue, de danse, de divers écarts de régime, le mal augmenta sensiblement, et le gonflement du genou devint évident, sans que le malade cessât néanmoins de travailler.

A la visite du 15 février on constate l'existence de plusieurs bosselures au voisinage de la rotule; la capsule est le siége d'une fluctuation marquée et distendue en bissac, ayant une bosselure plus grande en dedans et une autre un peu moins grande en dehors. La rotule qui sépare ces deux reliefs est écartée de plus d'un centimètre des surfaces cartila-

(1) Recueillie par M. Boniteau, élève du service.

gineuses. Sous la pression du doigt, la jambe étant allongée, elle cède facilement et va heurter contre la poulie articulaire du fémur; il y a de la douleur à la pression vis-à-vis du condyle interne des os; douleur qui augmente par la flexion de la jambe, et par les mouvemens de ce membre en général. Le malade est parfaitement sain d'ailleurs et ne paraît avoir été atteint ni de rhumatisme, ni de syphilis (20 sangsues, cataplasmes émolliens).

Le 18 teinture de colchique (à la dose de 2 grammes par jour), vomissemens, diarrhée.

Le 19, même état du genou. Cessation de la teinture de colchique.

A partir du 20, on tient sur le genou des compresses imbibées d'une solution fortement chargée d'alun.

Le 27, pas d'amélioration notable (vésicatoire volant qui doit envelopper le genou tout entier). Insomnie, érections, ardeur de vessie, pouls à 85 jusqu'au 28.

Le 29, un peu de diminution dans le gonflement, la douleur et la raideur.

Le 2 mars, la résolution étant peu sensible, on prescrit un bain de vapeurs, qui n'amène aucun changement. Le malade n'est pas notablement mieux qu'à son entrée à l'hôpital. Quelques doutes s'élèvent sur le siége précis de la fluctuation. On se demande si la bosselure interne communique réellement avec la bosselure externe, ou si elle n'appartiendrait pas plutôt à deux kystes indépendans. — Une ponction avec le trois quarts à hydrocèle éclaire le fait, et comme les deux tumeurs se vident par la même piqûre, on procède immédiatement à une injection iodée dans la proportion d'un cinquième de teinture d'iode sur quatre parties d'eau.

De vives douleurs, une inflammation aiguë, accompagnées de fièvre s'établissent dans le genou et inspirent d'abord quelques inquiétudes. Le tout se calme bientôt et le 5 mars l'irritation ne paraît déjà que trop diminuée. On cherche à l'entretenir au moyen de flanelle imbibée d'huile de camomille camphrée.

Le 6, diminution notable de la douleur et du gonflement.

Le 10, le mieux n'augmente pas.

Un demi-gramme de calomel avec un décigramme d'extrait d'opium en cinq doses.

Le 13, ce médicament est porté à la dose de soixante centigrammes.

Le 14, un peu de somnolence, point d'effet purgatif. La bouche commence à se prendre.

Le 15, l'enflure du genou ne diminue qu'incomplétement.

Le 16, on supprime le calomel.

Le 17, gonflement de la bouche; salivation; diarrhée.

Le 19, eau de Sedlitz purgative. La salivation diminue.

Le 22, le malade se lève et dit moins souffrir du genou.

Le 23, les douleurs reparaissent en dedans de la jointure, et il reste un gonflement notable dans tout le genou (Quinze sangsues vis-à-vis des condyles en dedans).

Le 24, on revient à la teinture de colchique qui est supprimée le 28; et le genou conserve son même volume.

Le 29, vésicatoire volant sur le point douloureux.

1er avril, bain de vapeur qui paraît soulager éminemment. Ces bains sont renouvelés chaque jour jusqu'au 11 avril.

La douleur a cessé; le gonflement se dissipe avec rapidité. Les mouvemens de l'articulation deviennent de plus en plus faciles et étendus.

Le 22 avril, le malade sort de l'hôpital complétement guéri.

Remarques. — C'était la première fois que je pratiquais à dessein l'injection iodée dans une hydarthrose du genou; dans les deux premiers cas, je m'étais décidé à l'opération, parce que, avant de la pratiquer, je pensais m'adresser tout aussi bien à un kyste tendineux qu'à une hernie de la cavité synoviale articulaire : ici l'incertitude n'était guère possible, et je me suis décidé à cette opération, moins par la confiance que m'avaient inspirée mes deux premiers essais que par suite du peu d'inconvénient qui en était résulté. Le disparition de l'hydarthrose ne s'étant effectuée, en apparence, que sous l'action de vésicatoires volans, de sangsues, des préparations de colchiques, du calomel, et d'une salivation abondante, ne m'avait que modérément satisfait relativement aux injections iodées. Aussi, avant de renouveler hardiment mes tentatives avais-je besoin de quelques expériences nouvelles.

Plusieurs questions m'arrêtèrent un instant:

Les anfractuosités naturelles de l'intérieur du genou me firent supposer qu'une partie notable du liquide injecté resterait forcément dans la capsule articulaire, et je me demandai, si l'absorption de ce liquide au sein d'une articulation aussi vaste serait sans danger pour les malades. J'avais déjà, il est vrai, quelques observations rassurantes, sous ce rapport, puisqu'il m'est arrivé souvent de laisser une certaine quantité de liquide iodé dans la tunique vaginale sans qu'il en soit rien résulté de fâcheux.

Mais comme la contexture des organes est loin de se ressembler dans les deux cas, comme il était possible de laisser plus de teinture d'iode dans le genou que je n'en avais abandonné dans la tunique vaginale, il me restait quelques scrupules à éclaircir par des expériences sur les animaux.

Je me mis donc à injecter de la teinture d'iode en différentes proportions dans le tissu cellulaire et même dans le péritoine de plusieurs animaux. Je voulais éclaircir en même temps une autre question. Je voulais savoir au juste si le liquide iodé amène constamment l'adhérence des parois de la cavité qui l'a reçu ; puis si ces adhérences, une fois établies, sont indélébiles et de nature à gêner les mouvemens des organes naturellement mobiles. On comprend effectivement, que si, après une injection irritante, toutes les surfaces synoviales du genou devaïent contracter des adhérences aussi intimes que celles qui s'établissent dans la tunique vaginale après l'opération de l'hydrocèle, elle pourrait dans la meilleure supposition possible être plus nuisible qu'utile.

Toutes ces expériences seront analysées dans un autre chapitre où l'on pourra voir ce qu'elles m'ont appris.

J'en étais là au mois d'août dernier, lorsque j'appris de M. le docteur Bonnet, chirurgien en chef de l'hôpital de Lyon, qu'il avait eu recours de son côté aux injections iodées dans quelques cas d'hydarthrose du genou.

Les essais d'un homme aussi distingué me rappelèrent aussitôt les miens et m'enhardirent à les reprendre, fortifié que j'étais d'ailleurs par mes expériences nouvelles sur les animaux.

4ᵉ Obs. — Déjà rassuré sur un point capital, les dangers, les suites graves de l'opération, je choisis pour première malade de cette seconde série, une femme de la campagne, âgée de 27 ans et restée demoiselle, admise à l'hôpital de la Charité au commencement de septembre 1842.

Cette fille avait une hydarthrose datant de trois ans au genou gauche. De plus, elle portait à 8 ou 9 centimètres au-dessus et en dehors de la rotule sur la face externe de la cuisse une plaque bombée, d'un rouge livide, fongueuse, ulcérée sur trois points, donnant en abondance un pus fluide et ichoreux, offrant en un mot tous les caractères des gommes syphilitiques ulcérées. J'eus d'abord la pensée qu'une ancienne infection vénérienne avait existé, et la malade fut en conséquence soumise à l'usage du proto-iodure de mercure. Toutefois, les dénégations de cette fille justifiées par l'inspection des organes sexuels que je trouvai dans un état de virginité absolue, et le volume de l'hydarthrose, me donnèrent la pensée de traiter cette hydropisie par l'injection iodée.

L'opération fut suivie des mêmes symptômes que chez mes trois premiers malades. Je n'opposai à ces symptômes aucun traitement, et je m'aperçus bientôt que le genou diminuait régulièrement, que l'hydarthrose se dissipait absolument à la manière d'une hydrocèle traitée de la même façon ; pourtant cette hydarthrose, extrêmement ancienne, était compliquée de bosselures évidemment fongueuses de la capsule articulaire ; il était permis de craindre en outre que les cartilages eux-mêmes fussent érodés, notablement altérés sur divers points.

La malade, qui était encore à l'hôpital le 25 février, est depuis long-temps guérie de son hydarthrose ; son genou n'est plus gonflé du tout, quoiqu'elle se promène journellement dans les salles. Mais sa tumeur gommeuse qu'il a fallu cautériser plusieurs fois avec le nitrate acide de mercure, et qui a disparu complétement, a laissé un petit ulcère fistuleux qui a nécessité une contre-ouverture à quelques centimètres au-dessus, et qui persiste malgré tout ce que j'ai pu lui opposer jusqu'au 5 mars.

5e Obs.—Chez un cordonnier qui portait à-la-fois une hydrocèle du scrotum et une hydarthrose du genou droit, qui a été soumis le même jour à l'injection iodée pour les deux maladies, la réaction générale est restée légère. Le troisième jour, le genou, qui s'était regonflé en 24 heures, n'était déjà plus aussi rouge, ni aussi tendu que la veille, et la résolution de l'hydarthrose s'est complétée avant celle de l'hydrocèle qui retint le malade à l'hôpital pendant 17 jours.

J'ai revu plusieurs fois cet opéré depuis sa sortie, et son genou, parfaitement guéri d'ailleurs, ne conserve aucune trace de l'hydarthrose dont il a été pris, a retrouvé tous ses mouvemens et toute sa force.

6e Obs. —Un grand garçon jeune, lymphatico-sanguin qui était venu de province à l'hôpital, pour se faire traiter d'une hydarthrose au genou gauche, en fut opéré le surlendemain de son arrivée. Il se trouva si vite débarrassé des accidens de l'opération et de son hydropisie, qu'il n'y eut pas moyen de l'empêcher de repartir huit jours après pour son pays. On m'a écrit depuis que, malgré de telles imprudences et le mouvement qu'il s'est donné en arrivant chez lui, ce grand jeune homme est resté guéri.

7e Obs.— A la même époque, un autre jeune homme, âgé de vingt-deux ans, cordonnier, qui portait une hydarthrose au genou droit depuis près d'un an, hydarthrose qui avait déjà été guérie trois fois en apparence, mais qui reparaissait dès que le malade sortait de l'hôpital et voulait reprendre ses travaux, fut opéré comme le précédent. L'injection iodée ne produisit chez lui que peu de réaction. La capsule se distendit néanmoins très fortement, et resta ainsi pendant six à sept jours. Le gonflement du genou n'en disparut pas moins avec une rapidité telle, qu'il différait à peine de l'autre au quinzième jour. Sorti de l'hôpital le dix-huitième jour de l'opération, le jeune homme est revenu, comme je le lui avais fait promettre, me montrer son genou de quinze en quinze jours à l'hôpital, et rien n'a reparu.

Il me paraissait important de voir si les mouvemens, la liberté, la force de la jointure, conservaient tous leurs caractères de l'état normal, et si un nouvel épanchement ne viendrait pas à s'établir dans la capsule articulaire. Je l'ai revu en janvier 1843, près de 4 mois après l'opération par conséquent, et je me suis assuré que l'hydarthrose était radicalement guérie.

8e Obs. — Dans un autre cas, les suites de l'opération sans avoir rien eu de fâcheux n'ont cependant pas été aussi satisfaisantes que dans les observations précédentes.

Le malade qui souffrait depuis long-temps dans diverses jointures, et qui avait eu plusieurs des symptômes qui caractérisaient le rhumatisme aigu était d'ailleurs dans des conditions de santé générale peu encourageantes. Il était maigre, sujet à la diarrhée, faible; il digérait mal et offrait une teinte ictérique légère sur tout le corps. La coulisse fibro-synoviale de ses malléoles internes avait aussi été le siége d'un épanchement séro-purulent quelques semaines auparavant. Cependant, comme je ne pus trouver chez lui aucun signe positif de lésion viscérale sérieuse, comme il ne me paraissait pas prudent de le soumettre à l'emploi des émissions sanguines, comme enfin, j'étais déjà assez tranquille sur les suites de l'injection iodée dans le genou, je pratiquai chez lui cette opération avec les précautions indiquées; il n'en résulta d'abord rien de particulier et je le croyais guéri comme les autres du douzième au quinzième jour, lorsqu'il fut repris de douleurs vagues dans le membre opéré d'abord, puis dans le membre opposé, puis dans les membres thoraciques. Un état général qui menaçait de devenir sérieux, mais qui s'améliora bientôt, vint compliquer cette réapparition du rhumatisme. Le genou, les pieds se tuméfièrent et se détuméfirent plusieurs fois dans l'espace d'un mois, et le malade sortit de l'hôpital, parce qu'il s'y ennuyait et avant d'être parfaitement guéri.

Remarques. — Bien que l'état général de cet homme ou les conditions particulières qu'il nous a offertes, puissent être accusées du peu de succès qu'ont eu chez lui les injections iodées, il n'en faut pas moins convenir que ce fait ne sera que difficilement admis comme cas de réussite. Il prouve cependant deux choses importantes :

1° Que, même chez des sujets mal constitués, valétudinaires, l'injection iodée ne provoque pas de réaction dangereuse, n'ébranle pas l'organisme d'une manière inquiétante.

2° Que même en cas d'insuccès, cette opération ne provoque aucun accident grave, reste simplement comme non avenue.

J'ai à rappeler maintenant un cas plus singulier encore.

9e Obs. — Un homme âgé de trente ans, de constitution lymphatique, d'ailleurs assez bien portant, avait depuis plusieurs années une hydarthrose qui passait alternativement du genou au pied droit. Cette hydarthrose existait dans le genou depuis plusieurs mois, quand le malade vint une première fois à l'hôpital en janvier 1842. Ayant amélioré son état au moyen du calomel à l'intérieur, de divers topiques et de vésicatoires volans sur le genou, je l'engageai à reprendre ses travaux à la fin de mars.

Rentré en septembre, il nous apprît que son hydarthrose était revenue au bout de quelques jours, et que depuis trois mois et demi il en avait une semblable dans le genou gauche ; une variole confluente l'avait d'ailleurs rendu fort malade dans le mois de juillet. Je l'opérai par l'injection iodée du genou gauche. Très effrayé de l'opération, il me pria en grâce de ne toucher qu'à l'un de ses genoux ; mais quand il sut à quoi elle se réduisait il demanda de lui-même, trois jours après, que j'en fisse autant sur son genou droit. Les suites de cette double injection furent d'abord très simples. Vingt-quatre heures de douleur ou de mouvement fébrile, un gonflement et quelques signes d'inflammation pendant quatre jours, une résolution qui parut complète au bout de douze jours pour chaque genou, me firent penser que nous aurions ici un nouveau cas de guérison parfaite ; la suite en décida autrement. L'un des genoux, le gauche, se gonfla de nouveau ; un gonflement pareil survînt à l'articulation tibio-tarsienne droite ; puis le genou droit reprit lui-même une partie de son ancien volume. Il est vrai que ces deux jointures n'ont plus paru se remplir de liquide, que leur augmentation de volume semble tenir à des grumeaux, à des fongosités synoviales de la capsule articulaire, mais il n'en est pas moins certain que les injections iodées ne l'ont pas guéri ; j'ajouterai, du reste, que sous l'influence d'une compression par les bandelettes de diachylum, de l'immobilité dans un bandage inamovible, de vésicatoire volans répétés, de frictions avec la pommade mercurielle, d'un traitement interne par le proto-iodure de mercure, puis par l'iodure de potassium, le mal a continué de se promener d'une articulation à l'autre, sans jamais céder tout-à-fait depuis le mois d'octobre 1842 jusqu'au milieu de janvier 1843, époque à laquelle le malade est sorti de l'hôpital en conservant un excès de volume dans ses deux genoux, quoiqu'il marchât librement.

J'ai voulu savoir aussi ce que produiraient les injections iodées dans le genou des vieillards.

10e OBS. — Un homme, âgé de soixante-huit ans, usé par la boisson, les écarts de régime et les maladies, entre à l'hôpital de la Charité en décembre 1842. Cet homme qui, par suite d'une fracture compliquée de la cuisse gauche, a le membre raccourci d'un décimètre, est affecté depuis quelques mois d'une hydarthrose au genou droit. Traitée par le repos, les sangsues, les topiques alumineux, ammoniacés, mercuriels, etc., cette hydarthrose n'éprouva aucun changement; le malade, qui a été témoin dans la salle de l'innocuité des injections iodées, me prie à diverses reprises de le traiter par ce qu'il appelle l'opération.

Chez lui l'injection a eu cela de particulier qu'elle n'a produit aucune douleur, quoique je me fusse servi d'un mélange à parties égales d'eau et de teinture d'iode, que j'en eusse injecté assez pour distendre la capsule et que j'eusse laissé le liquide irritant à demeure dans l'intérieur du genou. Dans la soirée et dans la nuit, les douleurs, le gonflement sont survenus. Il y a eu de l'insomnie, de la soif, un mouvement fébrile. Le malade s'est encore plaint pendant vingt-quatre heures; puis, au bout de 4 jours le volume du genou a commencé à diminuer; depuis lors la résolution a marché lentement, mais régulièrement. Quinze jours après l'opération j'ai permis à cet homme de se lever et de marcher. Son genou reste inégal, bosselé, un peu gros, mais le genou de l'autre membre présente les mêmes inégalités sans contenir de liquide.

Appréciation.

Comparons maintenant les résultats que j'ai obtenus avec ceux de la pratique de M. Bonnet, et voyons s'il y a lieu de tirer du tout quelque conséquence rigoureuse.

M. Bonnet s'est servi de l'injection iodée dans l'hydarthrose sur cinq malades. La suppuration ne s'est établie chez aucun; mais la guérison est restée incomplète, s'est fait long-temps attendre, ou a été précédée d'accidens chez la plupart d'entre eux. Chez son premier malade, par exemple, qui avait déjà supporté avec avantage l'injection iodée dans le genou gauche, M. Bonnet fut effrayé des accidens qui suivirent l'opération du genou droit.

« L'inflammation devint alarmante par sa rapidité et son intensité. Le malade poussa des cris pendant toute la journée. Quarante sangsues, appliquées à quatre heures du soir, ne produisirent aucun soulagement. Le gonflement, beaucoup plus considérable qu'avant l'opération, alla toujours en augmentant. La tension de la peau était extrême. A sept heures du soir, effrayé de la marche rapide du gonflement, je n'imaginai rien de mieux pour la faire cesser, dit M. Bonnet, que de plonger de nouveau le trois-quarts dans le genou, etc. » (*Bulletin de thérapeutique*, tome XXIII, pag. 347.)

Dans un deuxième cas :

« La réaction inflammatoire fut intense; la nuit suivante, il y eut de la fièvre, de l'insomnie, un peu d'agitation, et même un commencement de délire. Les genoux se tuméfièrent; la peau devint rouge, tendue, brûlante; le malade eut des nausées et des vomissemens, et pendant trois jours cet état aigu persista, etc. »

Les accidens disparurent néanmoins, et la malade, ponctionnée vers le 20 mai 1841, sortit vers le 6 juin *presque* complétement guérie (*Bulletin de thérapeutique*, tome XXIII, pag. 348).

Dans un troisième cas (*Bulletin*, etc., pag. 349) :

« L'inflammation aiguë qui suivit l'opération fut très intense. Le soir même les genoux parurent extrêmement tuméfiés, rouges, et la malade ne goûta pas de repos pendant quarante-huit heures. Un mois après l'opération, quand elle sortit de l'hôpital, la tumeur du genou avait presque complétement disparu ; mais la marche, quoique moins difficile qu'avant le traitement, n'était pas sans difficultés ; la malade sentait toujours des craquemens dans le genou. »

Chez son quatrième malade (p. 349), M. Bonnet fut obligé de renouveler l'opération au bout de deux mois ; mais elle fut suivie de succès cette fois après un mois de traitement.

Dans le cinquième cas enfin (pag. 351), on fit deux injections à deux mois de distance, ce qui n'empêcha pas la nécessité des vésicatoires, des moxas, etc., ni la malade de rester dans un état de guérison incomplète.

On le voit, quelques accidens que je n'ai point observés ont été signalés par M. Bonnet ; cela tiendrait-il à quelques conditions pathologiques spéciales, ou bien à une différence dans le procédé opératoire? Au lieu d'un très petit trois-quarts, du petit trois-quarts à hydrocèle, il paraît que M. Bonnet s'est généralement servi du trois-quarts ordinaire (Martin, thèse, page 5, n° 91, Strasbourg, 1842).

Plus commode pour l'extraction du liquide, le trois-quarts ordinaire est trop gros, doit augmenter les chances d'une inflammation très vive dans la jointure. D'un autre côté M. Bonnet s'est servi de teinture d'iode pure, et, bien qu'il eût laissé de la sérosité dans la capsule, peut-être cette circonstance entre-t-elle pour quelque chose dans la réaction qu'il a observée chez ses malades et qui l'a obligé à vider le genou de l'un d'eux le soir même de l'opération. Quant à la lenteur de la guérison et aux insuccès partiels, les observations du chirurgien de Lyon ne diffèrent pas notablement des miennes. Mais ses faits comme ceux qui ont été recueillis à Paris concordent de la manière la plus complète pour prouver que la ponction suivie d'injections irritantes dans les articulations n'occasionne point les accidens qu'on lui avait attribués.

C'est là le point capital du problème. Sans lui la main des chirurgiens aurait toujours été retenue en présence des hydarthroses. L'innocuité de la ponction et des injections pratiquées d'après certaines règles étant à l'abri de toute contestation, les essais se multiplieront, et l'opération, soit dans son ensemble, soit dans quelques-uns de ses élémens, subira inévitablement des perfectionnemens qui en feront, selon toute apparence, un remède précieux contre les hydarthroses. Bien plus, les observations de M. Bonnet (Thèse de M. Martin, *Bullet. de thérap.*), prouvent que la ponction et les injections d'alcool ou de teinture d'iode dans les collections purulentes du genou ne sont pas plus dangereusesq ue dans l'hydarthrose, et qu'elles deviennent ainsi dans certaines arthropathies purulentes un véritable moyen curatif.

Les faits de M. Bonnet réunis aux miens, montrent encore un résultat d'une haute importance, à savoir, que l'hydarthrose traitée par l'injection iodée n'est point suivie d'ankylose, de la soudure des surfaces articulaires. N'ayant pas eu plus que moi l'occasion d'examiner le cadavre d'individus qui eussent été soumis à l'injection iodée dans quelque articulation, M. Bonnet ne peut pas dire non plus ce que sont devenues les surfaces synoviales, de quelle manière les mouvemens ont pu se maintenir dans l'articulation. Pour moi, je me hasarde à supposer que les parois de la cavité synoviale, d'abord agglutinées entre elles, sur le contour des têtes osseuses, reparaissent ensuite insensiblement sous l'action mécanique des parties mises en mouvement par l'extension et la flexion de la jambe. Elles doivent se reformer après la guérison par le mécanisme que j'ai indiqué pour les cavités sous-cutanées et les cavités tendineuses en général, considérées dans leur évolution primitive.

Toujours est-il que l'ankylose n'est survenue chez aucun des malades traités par moi ; chez une femme, dont le mal datait de cinq ou six ans, dont l'hydarthrose était compliquée de fongosités, et selon toute apparence d'altération étendue des cartilages, le genou reste raide et la rotule en partie soudée aux condyles du fémur. La souplesse, la liberté, tous les mouvemens se sont rétablis chez les autres.

L'inflammation n'a jamais été assez vive pour que je dusse m'en préoccuper beaucoup. Dans aucun cas, je n'ai été obligé de recourir aux émissions de sang, ni même aux topiques émolliens ; je laisse le genou libre ou je le fais couvrir de simples compresses imbibées d'eau de saturne. L'agitation, l'insomnie, le mouvement fébrile léger que j'ai observé pendant douze heures après l'opération se sont toujours dissipés dès le lendemain ou au bout de quarante-huit heures. Mes malades ont toujours demandé à manger et pu reprendre leur régime habituel en moins d'une semaine.

L'un deux, le vieillard, cité en dernier lieu, a offert ceci de particulier qu'il n'a ressenti aucune sorte de douleur pendant l'injection, quoique je me fusse servi de teinture d'iode forte. Les douleurs n'en sont pas moins devenues assez vives le lendemain et même encore le surlendemain. Au total, l'opération a été suivie d'un succès complet, rapide dans trois cas, chez les malades dont l'hydarthrose était le moins ancienne, et selon toute apparence, parfaitement simple. Le résulta peut être encore considéré comme complet chez la femme dont l'hydarthrose était compliquée d'une gomme avec ulcération sinueuse. Chez le vieillard l'épanchement, un moment dissipé, a paru vouloir se reproduire au bout d'un mois pour céder définitivement à l'emploi d'un vésicatoire volant. Dans deux autres cas, l'hydarthrose a fait place à un engorgement d'aspect différent, mais qui n'en résiste pas moins aux autres médications.

Si bien donc que les résultats des injections iodées sont évidemment moins complets, jusqu'ici, dans les cas d'hydarthrose que dans les cas d'hydrocèle, de goître ou de collections séreuses sous-cutanées. C'en est assez cependant pour prouver qu'il y a dans cette médication une ressource dont la thérapeutique pourra certainement tirer parti par la suite.

Comme elles n'entraînent aucun danger réel, comme elles occasionnent très peu de douleur en leur qualité d'opération, comme elles n'empêchent pas, après tout, de soumettre ensuite les malades aux divers traitemens, soit internes soit externes qu'on mettrait en usage sans elles, il est clair que les injections iodées, que les injections irritantes en général, pourront être dès-lors appliquées souvent au traitement des hydarthroses.

Historique.

Je dois m'expliquer ici sur la question historique de cette opération.

La première opération de M. Bonnet date de mars 1841;

la mienne de février 1839. Je l'avais pratiquée une seconde fois en juillet de la même année. On a vu que j'y avais eu recours une troisième fois au commencement de l'année 1842; mais ces faits n'avaient point été publiés par la voie de la Presse. Je m'étais borné à les discuter devant les élèves qui suivent mes visites et dans mes leçons cliniques à l'hôpital de la Charité. De plus, j'hésitais encore, je n'agissais à cette époque qu'en tâtonnant, tourmenté que j'étais par les prétendus dangers de la ponction du genou. Il est donc clair que M. Bonnet, dont les premiers faits ont été consignés dans une thèse soutenue à Strasbourg, le 2 mai 1842, par M. Martin, ont pu être parfaitement étrangers aux miens. Aussi accordai-je à mon estimable confrère de Lyon qu'il n'a été dirigé que par ses propres inspirations quand il s'est décidé à injecter de la teinture d'iode dans les articulations.

J'ose croire qu'à son tour il m'accordera de n'avoir pas eu besoin de ses essais pour me décider moi-même à une semblable opération, s'il veut bien se rappeler que depuis près de dix ans j'emploie les injections iodées et que je les conseille dans tous les genres d'hydropisies simples.

Outre les observations recueillies au lit du malade par des élèves de mon service et que je conserve datées des époques indiquées, on trouve dans différens journaux de médecine des comptes rendus de mes leçons qui laissent entrevoir jusqu'où j'étais allé déjà à l'aide de ce moyen. C'est ainsi que le *Bulletin de thérapeutique* pour 1841 (page 294), parlant de quelques observations prises dans mon service, raconte un fait déjà concluant, quoique incomplet.

A l'occasion d'un malade couché au n° 1 de la salle Sainte-Vierge, et qui avait dans le bord interne du jarret une tumeur dont l'origine datait de neuf années, l'auteur de l'article note en mon nom les remarques suivantes :

« Le chirurgien se demanda si elle communiquait (la collection) avec la synoviale articulaire, ou bien si elle avait tout simplement son siége dans la synoviale des tendons du jarret. Ne voulant à aucun prix en pratiquer l'extirpation, ni même l'incision, sachant, d'un autre côté, que les injections iodées, *même dans de vastes cavités séreuses*, ne provoquent que peu de réaction inflammatoire, il prit le parti d'y enfoncer un trois-quarts et d'y injecter le mélange dont nous avons parlé plus haut. »

La priorité n'est d'ailleurs pour moi dans cette question qu'un point fort secondaire. L'injection iodée dans les articulations se rattache au grand fait de l'innocuité et de l'efficacité des injections irritantes, des inflammations adhésives, dans les différentes cavités closes du corps. L'hydarthrose n'est qu'un élément subordonné au grand problème, à la question générale. J'ajouterai encore que M. Bonnet a le premier et seul jusqu'ici eu recours aux injections irritantes, aux injections iodées dans les collections purulentes des articulations et que, sous ce rapport, ses observations m'ont paru assez encourageantes pour que je n'hésite point à l'imiter dès que l'occasion s'en présentera.

M. Martin (Thèse citée, p. 1) savait, du reste, que des injections iodées avaient été pratiquées par d'autres à l'époque où il composait sa thèse. « J'ai appris, dit-il, que plusieurs chirurgiens de Paris avaient tenté des injections iodées, soit dans des articulations contenant de la sérosité, soit dans des kystes séreux », etc.

Or, il n'y a guère que moi qui eût pratiqué en public, qui eût préconisé dans des leçons cliniques jusqu'en 1842, des injections iodées à Paris. Il est vrai, d'un autre côté, que j'étais encore effrayé de la crainte de l'ankylose, lorsque M. Bonnet me parla de ses essais, en septembre 1842, et que ce sont ses observations qui ont ranimé ma confiance, qui ont augmenté ma hardiesse sous ce rapport.

M. Martin et M. Bonnet lui-même me paraissent avoir confondu la ponction proprement dite et les injections destinées à faire naître une inflammation adhésive, avec la ponction et les injections, ayant pour but de nettoyer les articulations. Ainsi, Gay, Boyer, M. Jobert, comme Lassus, Warner, etc., que MM. Martin et Bonnet invoquent, ont eu recours à des opérations tout autres que celles qui ont été mises en usage par nous.

Chez le malade de Lassus, on fit, vers le vingt-cinquième jour de la maladie, une *incision* à la partie latérale du genou; quelque temps après une autre incision fut pratiquée, et on fit des injections d'eau d'orge et de miel dans la cavité articulaire (Boyer, tom. IV, p. 477). Chez son malade, Warner fit à la peau et à la capsule, latéralement, une *incision*, qui donna issue à quatorze onces d'un fluide épais, etc... Quelques jours après il fut nécessaire d'agrandir la plaie, etc...

Dans le cas de Schlichting, on fit également une *incision* sur la partie latérale de la rotule, et l'intérieur de l'articulation fut largement exploré.

Gay fit une ponction avec le trois-quarts; il est vrai qu'il n'eut point recours à l'injection, mais un peu plus tard il *agrandit avec le bistouri la piqûre* du trois-quarts, pour avoir recours ensuite aux injections.

Dans sa IIe Observation, Gay, ayant fait une ponction, eut recours aux injections, avec l'eau de Goulard animées avec le taphia camphré; mais il est évident que ces injections furent faites journellement et dans le but de nettoyer l'articulation.

Je ne vois donc aucune preuve qu'avant nous un liquide stimulant ait jamais été déposé dans les articulations par une petite ponction, dans le but de produire là le même travail que dans l'hydrocèle.

Ce que j'ai dit au commencement de cette partie de mon Mémoire a d'ailleurs besoin de ne point être oublié, si l'on veut comprendre la différence qui existe entre des injections par une plaie qui reste ouverte et des injections par une plaie qu'on tient à refermer sur-le-champ.

Dire maintenant qu'il sera permis d'appliquer dorénavant les injections iodées, les injections irritantes en général aux autres articulations, comme à celles du genou, est presque superflu. Nulle raison, en effet, ne pourrait les faire rejeter du poignet, du coude, de l'épaule, du pied, de la hanche, si ces diverses jointures se trouvaient remplies d'une quantité considérable de sérosité ou de synovie. On doit seulement avouer que ces articulations sont disposées de telle sorte que les hydarthroses y sont assez rares et qu'il ne serait pas aussi facile qu'au genou d'en pratiquer la ponction.

§ Procédé opératoire.

Le manuel opératoire n'a rien en lui-même de très délicat. En réalité, l'opération est plus simple, plus facile au genou qu'aux bourses. Dans ce dernier lieu, on peut atteindre l'épididyme, ou le corps même de la glande séminale; le cordon et le scrotum renferment des vaisseaux d'un certain volume qui peuvent être piqués par la pointe de l'instrument. Les couches organiques à traverser sont si souples, si mobiles, si glissantes que le trois-quarts et la canule peuvent à la rigueur, se fourvoyer entre elles. Rien d'analogue n'existe au genou ; ici les tissus sont si denses et la fluctuation si évidente, qu'il n'y a guère moyen de ne pas pénétrer dans la capsule malade ; quand même le sommet de l'instrument irait heurter contre les os ou contre les cartilages, il se trouverait en contact avec des corps trop peu sensibles, dont l'activité vitale est trop lente, pour qu'il y eût à redouter le moindre accident sérieux.

Je l'ai déjà dit, l'instrument dont je me sers est un petit trois-quarts du volume tout au plus du trois-quarts dit à hydrocèle. Il pénètre mieux et fait une piqûre qui se cicatrise plus nettement, plus facilement que le trois-quarts ordinaire.

Le point sur lequel on doit agir n'a rien d'absolument fixe. Celui que je préfère est la portion externe et supérieure de la capsule, à quelques centimètres au-dessus et en dehors de la rotule. Dans les hydarthroses, ce point de la tumeur est en général le plus évident, le plus mince ; mais on pourrait tout aussi bien, et même mieux, dans certains cas, choisir le côté interne, supérieur et antérieur de l'articulation. Au demeurant, la ponction doit être pratiquée sur le point le plus fluctuant, sur la bosselure la plus saillante ou la plus mince de la tumeur.

Je n'ai pas besoin d'ajouter que le membre doit être allongé ; qu'un aide doit embrasser la partie inférieure de la capsule pendant que le chirurgien, qui comprime la tumeur de haut en bas, enfonce le trois-quarts dans le lieu qu'il a choisi ; il faut, en un mot, que des efforts de compression, méthodiquement combinés, refoulent et retiennent le liquide à évacuer vers le point qui va être percé.

Je n'ai pris aucune des précautions indiquées par M. Bonnet pour empêcher l'air de pénétrer dans l'articulation, et je sais par une longue expérience que ces précautions sont absolument inutiles; que quelques bulles d'air dans les cavités séreuses, traitées par les injections iodées, n'entraînent aucune espèce de danger. L'action nuisible de l'air atmosphérique dans les cavités closes est d'ailleurs une question à revoir.

Chaque fois que j'ai pratiqué la ponction dans les hydarthroses, j'ai laissé sortir tout le liquide que le genou me paraissait contenir. M. Bonnet a pris pour règle, dans l'hydarthrose, ce que j'ai fait quelquefois pour l'hydrocèle. Laissant une partie du sérum dans l'articulation, il s'est servi de teinture d'iode pure, afin que le mélange s'opérât dans la capsule; mais il ne m'a pas convaincu que cette manière de faire eût des avantages réels sur l'autre. L'iodure de potassium ajouté par M. Lugol à la teinture d'iode ou aux autres préparations d'iode qu'on veut employer en injections a l'avantage de prévenir la précipitation de l'iode et de s'opposer jusqu'à un certain point à la concrétion de l'albumine du sérum. Mais, d'une part, cette précipitation du médicament, cette coagulation de certains élémens du liquide entraînent-elles des inconvéniens réels; puis, a-t-on la preuve que le liquide ainsi préparé jouisse absolument des mêmes propriétés, de la même efficacité, que la teinture d'iode proprement dite? Des expériences, des essais peuvent être tentés à ce sujet; mais il me paraît certain que cette double question n'a point encore été décidée.

ART. VI. *Cavités viscérales.*

La tâche que je me suis imposée en commençant ces recherches n'est point encore arrivée à son terme. Après avoir éclairci la question des injections irritantes, des injections iodées en particulier, relativement aux différentes variétés de l'hydrocèle proprement dite, j'avais à suivre cette opération dans les kystes séreux sous-cutanés des diverses régions du corps. De là, il fallait passer aux kystes herniaires, puis aux kystes ganglionnaires, puis aux kystes glanduleux. On a vu ce que mes expériences ont appris sous ce rapport. Allant plus loin, j'ai traité de la même façon les cavités sous-musculaires, les cavités intra-pelviennes. Les cavités tendineuses se présentaient ensuite; elles ont été attaquées, et la question me paraît également éclaircie en ce qui les concerne. Mais un pas délicat, grave, devait m'arrêter un moment. Toutes les cavités séreuses attaquées jusque-là ont des parois formées de parties molles d'une vitalité presque égale dans toute leur étendue. L'injection iodée de l'une conduisait naturellement, par analogie, à l'injection iodée de toutes les autres. Pour les articulations, il n'en était plus de même : les dangers à supposer offraient là quelque chose d'effayant, et la théorie pouvait élever des doutes sur l'efficacité du remède. Cependant ce temps d'arrêt n'existe plus aujourd'hui; les observations de M. Bonnet et les miennes démontrent pour le moins que l'opération essayée par nous n'est pas dangereuse quand on l'applique aux hydarthroses. Actuellement, il n'y a plus qu'un ordre de cavités séreuses à explorer sous le point de vue des injections iodées; mais celles-là sont, si l'on peut s'exprimer ainsi, les plus inabordables de toutes; ce sont les cavités viscérales, la cavité rachidienne, la cavité crânienne, les cavités pleurales, la cavité du péricarde et la cavité du péritoine.

On comprend bien que ce n'est pas le manuel opératoire qui embarrasse ici, que c'est le danger de l'injection elle-même ; et pourtant que de motifs d'attaquer le spina-bifida ou l'hydrorachis, l'hydrocéphalie, l'hydropéricarde, l'hydrothorax et l'ascite à l'aide d'un remède, d'une opération qui réussit dans une si grande quantité de cas, qui entraîne si peu d'inconvéniens quand on l'applique à d'autres cavités de même nature! Quand on sait que la mort est la terminaison presque inévitable de toutes ces maladies traitées n'importe de quelle manière, n'est-il pas permis de songer à quelque remède nouveau? D'un autre côté, comment mettre la main à l'œuvre en matière pareille? qui osera le premier porter de la teinture d'iode dans un spina-bifida, dans la cavité du crâne, sachant que l'inflammation des méninges devient rapidement mortelle, quelle perplexité pour celui qui ferait une injection iodée dans le péritoine quand on réfléchit aux dangers de la péritonite aiguë! Quoique rassuré déjà par le mécanisme de l'inflammation que détermine la teinture d'iode dans les cavités séreuses, quoique très disposé à admettre comme probable leur efficacité dans le spina-bifida, dans l'hydropéricarde, dans l'hydrothorax même, je n'en ai pas moins reculé jusqu'à présent devant leur première application à l'espèce humaine en pareil cas. J'ai voulu que des expériences sur des animaux éclairassent avant diverses questions dont la solution me paraît importante. C'est au péritoine que je me suis adressé dans ce but, parce que si les injections iodées devenaient un remède utile dans l'ascite, je regarderais comme démontré qu'elles doivent à plus forte raison être avantageuses dans les hydropisies de la poitrine, etc.

Trois circonstances spéciales doivent être étudiées quand on pense aux injections iodées dans la cavité du bas-ventre.

Les dangers de l'opération peuvent effectivement venir de trois sources en pareil cas :

1° Du liquide injecté qui, étant absorbé, peut agir à la manière d'un poison sur le reste de l'économie.

2° De l'inflammation qui, par son étendue, peut faire mourir à la manière d'une péritonite générale.

3° En cas de succès primitif, des adhérences qui aggloméraient les intestins et les viscères pourraient être dans la suite une cause de perturbation, de troubles continuels dans les fonctions digestives.

Absorption du liquide. Si la teinture d'iode paraît offrir des avantages réels sur le vin et l'alcool quand il s'agit d'injection adhésive, elle semble aussi *à priori* pouvoir entraîner quelques dangers particuliers lorsqu'on doit en laisser une certaine quantité dans la cavité injectée. Les petites doses qu'on est obligé d'en donner aux malades qui en font usage par la bouche portent à croire qu'introduites par imbibition ou par absorption dans le torrent circulatoire, elle peut compromettre la vie. Or, on ne peut nier qu'après une injection dans une cavité aussi large que le péritoine, il ne doive rester une assez grande quantité de teinture d'iode entre les circonvolutions intestinales, et entre les différens viscères abdominaux.

J'avais bien déjà quelques expériences toutes faites, des observations assez concluantes recueillies sur l'homme. Ainsi 30 grammes, 50 grammes, 60 et 80 grammes même d'injection iodée ont souvent été laissés par moi, soit dans la tunique vaginale, soit dans quelques cas de goître, soit dans le genou, soit dans d'autres kystes séreux ; et pourtant rien chez les malades ainsi traités ne m'a fait songer à l'empoisonnement par la teinture d'iode. Deux fois seulement j'ai vu se manifester une teinte légèrement ictérique compliquée de diarrhée dans un cas, d'une céphalique intense dans l'autre, mais il n'est point prouvé encore que ces symptômes dépendissent de la teinture d'iode, ne se fussent pas montrés là à titre de simple coïncidence. Des expériences directes sur les animaux étaient donc indispensables sous ce point de vue.

Inflammation. Il en était de même relativement à l'inflammation. Je n'ai point vu, il est vrai, que l'inflammation provoquée par l'injection iodée produisît plus de réaction générale dans de vastes hydrocèles et dans de grandes articulations que dans des kystes séreux de moyen volume. J'ai constaté en outre que cette inflammation ne dépasse guère les points de la membrane qui ont été touchés par le liquide iodé, qu'elle ne devient que très difficilement purulente. Mais quel rapport peut-on établir, pour la capacité, entre le péritoine et les autres cavités séreuses traitées jusque-là par la teinture d'iode? Quand on réfléchit que la cavité péritonéale représente au moins 30 à 40 fois la surface des plus larges cavités articulaires, il est bien permis d'hésiter, d'être effrayé de ce qu'une inflammation qui l'occuperait tout entière peut amener de réaction générale.

Une autre crainte me dominait encore. L'inflammation provoquée par l'iode ne devient point purulente dans les cavités génitales, dans les cavités sous-cutanées, dans les cavités celluleuses, dans les cavités ganglionnaires, dans les cavités glandulaires, dans les cavités tendineuses, dans les cavités articulaires; elle ne le deviendrait pas non plus, j'en ai la presque certitude, dans le spina-bifida, dans le péricarde, dans les plèvres. Mais dans toutes ces cavités, les tissus ne contiennent rien d'irritant, qui soit de nature à réagir sur l'inflammation d'une manière fâcheuse, à la dénaturer, à en changer profondément les caractères normaux. Dans le péritoine, au contraire, les intestins contiennent toujours des matières excrémentitielles dont la nature, plus ou moins âcre, peut évidemment modifier en mal l'inflammation. Il en est de même des reins, des uretères, de la vessie; si bien donc que de ce qu'il ne survient point de pus à la suite des injections iodées ailleurs, on n'est pas autorisé à conclure rigoureusement que ces injections n'en feraient pas naître dans le péritoine.

Quelques observations ont déjà été recueillie, à la vérité, sur l'homme. Dans le dernier siècle, Warren et d'autres praticiens ont traité des ascites par les injections irrîtantes, par le vin de Porto, par les eaux de Bristol, en particulier, et disent avoir obtenu de la sorte quelques guérisons. De nos jours, M. L'Homme, M. Jobert, M. Van Roos Broock, n'ont pas été moins heureux, mais leurs observations n'ont paru ni assez authentiques, ni assez concluantes pour autoriser les autres chirurgiens à les imiter. J'ajouterai que des expériences sur des chiens, tentées par M. Bretonneau et moi en 1818, n'avaient point été confirmées par quelques essais sur l'homme publiés depuis. Nous avions injecté de l'eau pure, de l'eau fortement saturée de sel marin dans le péritoine, et il n'en était résulté aucun accident.

Le liquide abandonné dans le ventre avait bientôt après disparu par résorption sans que l'animal parût en souffrir. On assure au contraire qu'une femme, dans le péritoine de laquelle un médecin des hôpitaux de Paris a injecté de l'eau distillée pour la guérir d'une ascite, est morte en moins de quarante-huit heures.

Expériences nouvelles

Voici maintenant le résultat de mes expériences nouvelles sur un certain nombre de chiens.

1re *expér.* Chien de taille ordinaire, bien portant. Injection d'iode, au tiers, dans la cavité du péritoine. L'animal n'accuse pas sur-le-champ de grandes douleurs ; mais une demi-heure après, il pousse des gémissemens continus, et il éprouve des vomissemens. Malgré les liens qui le retiennent, il bondit à plusieurs reprises ; il se calma une demi-heure plus tard et mourut le lendemain dans la matinée, poussant des cris dès qu'on lui touchait le ventre.

A *l'autopsie*, on trouva, dans le péritoine, un liquide épais, de couleur sanguinolente, brunâtre ; il existe entre les circonvolutions intestinales, et au-dessous, des fausses membranes qui interceptent une matière gélatineuse sanguinolente ; toute la surface séreuse est comme dépolie. On constate que les intestins n'ont pas été lésés par le trois-quarts pendant l'opération.

2e *expér.* Chienne de petite taille, bien portante. Injection de teinture d'iode, au dixième, dans la cavité du péritoine.- Douleurs légères d'abord, vives bientôt après. Gémissemens continus ; nausées ; vomissemens.

Excrétion d'urine et de matières fécales le 1er jour.

2e jour. Douleurs de ventre à la pression ; rien autre chose de notable.

3e jour. Mêmes douleurs; dévoiement.

4e jour. La chienne mange et boit un peu ; elle vomit.

5e jour. On la délie ; elle va et vient, paraît bien portante, mange sans vomir.

6e jour. Etat très satisfaisant qui se continue les jours suivans.

Guérie depuis quelques jours, la chienne est tuée le 14e jour par une insufflation d'air dans la jugulaire.

Autopsie. — Les intestins ramassés en une seule masse sont fortement agglutinés l'un à l'autre par des adhérences solides; mais ils n'adhèrent pas aux parois abdominales. Un peu de liquide sanguinolent se voit dans le cul-de-sac recto-vésicale. Le péritoine, un peu rouge, est partout granuleux.

3e *expér.* Chien de forte taille, chien de berger. Injection d'eau iodée, au dixième, dans la cavité du péritoine. Douleurs vives au moment même; vomissemens, excrétion des matières fécales et des urines. Au bout de vingt-quatre heures les douleurs se calment. Le lendemain, mieux prononcé. La pression du ventre fait encore souffrir l'animal: dévoiement. Le troisième jour, le chien peut boire, mais il vomit immédiatement après.

Le quatrième jour, il commence à manger et ne vomit pas. La pression du ventre continue d'être douloureuse. Les jours suivans, l'animal reprend son appétit et son agilité naturels. Il est guéri le onzième jour; le douzième on le tue par l'insufflation de l'air dans les veines.

Autopsie. — Agglutination des intestins entre eux, mais non avec la paroi abdominale. Adhérences légères sur leur convexité, retenant comme emprisonnée en arrière une sorte de gelée demi-transparente. Le péritoine est partout rouge, dépoli, granuleux; mais rouge par plaques seulement. La cavité recto-vésicale, ainsi que plusieurs autres points de la cavité du péritoine, renferment une assez grande quantité d'un liquide brunâtre peu fluide.

4e *expér.* Chien de petite taille, bien portant, très vif. Injection d'eau iodée, au quart, dans le péritoine. Cris aigus au moment même, avec manifestation énergique d'un vif sentiment de douleur. Une heure après, abattement, résolution des membres, cris plaintifs et continuels ; vomissemens, excrétion d'urine. Mort au bout de deux heures.

Autopsie. — On s'assure que l'intestin ni aucun autre organe important n'a été blessé par l'instrument. Un liquide sanguinolent remplit la cavité du péritoine, qui n'est encore le siége que d'une très légère rougeur.

5e *expér.* Chien de forte taille, très gras et bien portant. Injection iodée, au cinquième. Peu de douleurs au moment de l'opération, et l'animal n'en manifeste que très peu après. Quelques vomissemens, éjection des urines ; dans la journée, l'animal se calme et ne paraît pas beaucoup souffrir.

Le 2e jour il pousse des cris, pour peu qu'on lui touche le ventre. Il est d'ailleurs calme, et paraît ne souffrir que modérément.

3e jour. Il boit, mais rejette presque immédiatement les boissons par le vomissement et refuse de manger.

4e jour. Même état que la veille. Refus des alimens, signes de douleur vive quand on touche le ventre.

5e jour. Mort sans qu'il y ait eu de diarrhée, de selles.

Autopsie. — Une grande quantité de liquide épais, couleur chocolat, existe dans le péritoine. Légères adhérences entre les circonvolutions intestinales. Le péritoine est rouge, violacé par plaques. Sa surface, tomenteuse dans certains endroits, est d'un rouge très vif sur les intestins qui sont fortement contractés sur eux-mêmes comme dans les cas précédens.

6e *expér.* Chien de taille moyenne, assez vigoureux, indocile et très remuant.

Injection iodée, au cinquième. Vives douleurs pendant l'opération. L'animal se calme ensuite pendant vingt minutes ; un peu plus tard, il s'agite, crie, se débat de plus en plus, lâche ses urines et ses matières fécales, est pris de vomissemens et meurt huit heures après dans un abattement complet.

A l'autopsie on trouve le péritoine rouge, enflammé, surtout au voisinage de la piqûre. Sa cavité contient un liquide brunâtre sanguinolent. On voit sur le duodénum une ouverture triangulaire d'où il suinte des matières jaunâtres ; tout l'intestin grêle est contracté, sa membrane muqueuse est d'un rouge sanguinolent, et vivement enflammée ; tout indique que le duodénum a été traversé par le trois-quarts.

7e *expér.* Chien de petite taille, vigoureux, d'un naturel très plaintif. Injection d'eau iodée, au cinquième, dans le péritoine. Cris, douleurs, contorsions. Dix minutes après l'injection, vomissemens, expulsion de matières fécales et des urines. Une demi-heure plus tard, l'animal tombe dans une prostration profonde en poussant des gémissemens aigus continuels. Il meurt vingt-quatre heures environ après la ponction.

Autopsie. — Liquide sanguinolent dans la cavité du basventre. Le péritoine n'est encore le siége d'aucune inflammation apparente. L'intestin, examiné avec attention, ne paraît avoir été touché nulle part.

8e *expér.* Chien de taille moyenne, vigoureux, très craintif. La percussion de l'abdomen apprend que le foie est très volumineux. Pour éviter cet organe, on pratique la ponction sur un autre point. Débarrassée du trois-quarts, la canule laisse aussitôt jaillir un liquide jaunâtre qui a tous les caractères de l'urine. On retire l'instrument à l'instant même et l'animal n'éprouve aucun accident sérieux. Trois jours après, on le sacrifie, après une nouvelle expérience sur la moelle épinière. Il n'existe dans le ventre aucune trace d'inflammation ni d'épanchement, et la vessie, blessée dans le point où elle est dépourvue de péritoine, n'est elle-même le siége d'aucune lésion appréciable.

9e *expér.* Chien de petite taille, bien portant. Injection iodée, au cinquième, dans le péritoine. On tente trois fois la ponction avant de faire entrer la canule du trois-quarts dans la cavité de l'abdomen. L'animal souffre peu après l'injection. On lui pratique la trachéotomie pour l'empêcher de crier. Il va et vient, chancelant sur ses pattes comme s'il était ivre, se roule de temps en temps par terre, puis se relève et paraît agité ou tourmenté d'un besoin continuel de mouvement. Il grelotte, se place contre le poêle et y reste une demi-heure sans avoir l'air de souffrir beaucoup; puis il recommence à aller et venir pendant vingt-quatre heures, après quoi il meurt, rendant par l'anus, en certaine quantité, une matière noirâtre qu'on dirait être du sang caillé et sans avoir eu de vomissemens.

Autopsie. — Quantité notable de sérosité rougeâtre dans le péritoine, qui est comme imbibé de sang. L'intestin est percé d'une ouverture triangulaire évidemment occasionnée par la pointe du trois-quarts. Les matières intestinales n'ont pu s'échapper que très difficilement par cette ouverture. La surface muqueuse de l'intestin, à partir de la plaie, est excessivement rouge, et l'on trouve dans le colon une matière noirâtre semblable à celle qui a été rendue par l'animal au moment de la mort.

D'où il suit que ce chien paraît être mort d'une entérite sur-aiguë, occasionnée par la piqûre de l'intestin, ou plus encore par l'injection iodée dans la cavité même du tube digestif.

10e *expér.* Chien, petit, vigoureux; injection iodée, au septième, dans le péritoine; douleurs assez vives, vomissemens, éjections de matières fécales pendant l'opération. Gémissemens durant trois heures. Après quoi l'animal se calme, reste trois jours sans remuer du coin où il est placé, paraissant peu souffrir d'ailleurs. Il reprend ensuite peu-à-peu sa gaîté, va, vient et mange très volontiers.

Lâché par mégarde quelques jours plus tard, ce chien revint de lui-même dans sa cage au bout de huit jours. Alors on ne jugea plus à propos de l'enfermer. Mais, six semaines après l'opération, alors que depuis long-temps il buvait et mangeait comme si on ne l'avait jamais soumis à aucune expérience, il s'échappa de nouveau sans que nous ayons pu le retrouver.

11e *expér.* Chien, de taille au-dessus de la moyenne; très bien portant; injection iodée, au septième, dans le péritoine, le même jour que le précédent; douleurs vives, cris aigus pendant deux heures. Le chien se roule et semble anéanti; il vomit et lâche ses urines, puis il se calme et s'endort.

Le deuxième jour on le trouve très tranquille, il paraît altéré, et va boire de temps à autre.

Le quatrième jour, il mange avidement ce qu'on lui donne, mais il vomit environ dix minutes après. Cet état se maintient pendant cinq jours. A partir de là, l'animal mange beaucoup et ne vomit plus, il paraît n'être plus malade. Ses matières fécales qui, jusqu'alors, avaient été demi liquide, deviennent dures, très résistantes. On voit sur elles que les fibres musculaires en anneaux de l'intestin y ont laissé une empreinte. Le cylindre fécal est effectivement criblé de petits étranglemens et de légères saillies circulaires très réguliers. On le laisse mourir de faim deux mois après l'opération.

Tous les organes paraissent sains. La cavité du péritoine ne contient aucun liquide. Les intestins agglomérés en une seule et unique masse sont comme collés au-devant de la colonne vertébrale. Aucune adhérence ne les unit aux parois abdominales et leur surface péritonéale, du côté opposé à l'insertion mésentérique, est lisse, polie, régulière, comme s'il n'y avait point eu d'injection iodée chez cet animal. Leurs côtés sont unies par de fausses membranes difficiles à rompre. La rate et le foie adhèrent également à la masse intestinale. La face convexe des intestins, celle du foie et de la rate, reste libre de toute union avec les parois du ventre et ne paraît pas avoir été enflammée. La couleur générale du péritoine est d'un brun cendré. La consistance de cette membrane paraît augmentée ainsi que sa densité.

Remarques.

Voyons maintenant s'il est permis de tirer de ces expériences quelques conclusions rigoureuses relativement à l'action de la teinture d'iode injectée dans les cavités closes de l'économie vivante.

Deux faits évidens se présentent d'abord :

1° Tous les animaux qui ont subi l'injection iodée au troisième, au quatrième, au cinquième, ont succombé. Ceux au contraire qui ont subi l'injection au septième et au-delà ont survécu.

2° La mort est arrivée chez tous, précédée des signes d'une violente inflammation, soit du péritoine, soit des intestins. Rien n'a pu faire supposer chez ces animaux un empoisonnement, une altération des fluides circulatoires par l'absorption de l'iode.

Examinons donc, avant de passer outre, ces deux points de la question.

Jusqu'à la proportion d'un cinquième, l'injection iodée provoque la mort des animaux par excès d'inflammation. La conséquence toute simple à tirer de ce premier fait, c'est que dans le péritoine il ne faudrait se servir de l'eau iodée qu'au septième, au huitième, au neuvième ou au dixième de teinture d'iode. Puisque, à ce dernier degré, l'injection fait naître un travail qui amène des adhérences générales entre tous les organes contenus dans l'abdomen, il est inutile d'employer un liquide plus chargé d'iode; puisque, à ce degré, l'injection iodée ne cause pas d'inflammation mortelle, il y a lieu d'espérer que ce genre d'injection pourra convenir à quelques variétés de l'hydropisie ascite.

Comme c'est l'inflammation qui tue, et non l'empoisonnement, il est permis d'espérer qu'en ne donnant à cette inflammation qu'une intensité légère, on en viendra à faire de l'injection iodée une opération peu dangereuse. La crainte de laisser une certaine quantité d'eau iodée dans le péritoine n'arrêtera plus la main du thérapeutiste. Rien, d'ailleurs, n'empêcherait de combattre cette inflammation, si elle paraissait trop vive, par les moyens qui lui sont journellement opposés quand elle tient à une autre cause.

On a vu sur deux de nos animaux ou même sur trois d'entre eux, que l'instrument peut facilement atteindre quelques-uns des organes contenus dans le ventre; mais on devine que, s'il s'agissait de la même opération chez un hydropique, ce danger n'existerait point. Du reste, on a vu par là que la ponction de la vessie sans injection iodée n'entraîne que peu de danger chez le chien. Tout indique au contraire que la perforation de l'intestin peut être grave par elle-même, et qu'elle l'est à un degré extrême quand on y associe l'injection iodée jusque dans la cavité du tube digestif proprement dit.

Aucun des animaux traités par l'injection iodée n'a eu d'inflammation purulente. Ce résultat me paraît d'une haute importance dans la question. Il semble en effet que le voisinage des intestins, toujours baignés ou remplis d'une certaine quantité de matières âcres, hétérogènes, odorantes, inertes, en décomposition, soit de nature à rendre promptement purulentes toutes les inflammations susceptibles de prendre cette terminaison et qui naissent à l'intérieur du bas-ventre. Or, puisque, à quelque degré d'intensité qu'elle se soit établie, à quelque époque que la mort soit survenue, nous n'avons jamais vu de matière purulente dans le péritoine, n'est-il pas permis de croire que les phlegmasies produites par l'injection iodée sont essentiellement adhésives et très peu disposées à devenir purulentes ? N'y a-t-il pas là un nouvel encouragement, de quoi rassurer sur quelques-uns des dangers que pourraient faire craindre les injections iodées dans le traitement de l'ascite ?

Les matières trouvées dans la cavité péritonéale nous ont offert plusieurs nuances : dans les premières heures ou les premiers jours, ce n'était qu'une substance rougeâtre, sanguinolente, ou brune. Ailleurs, dans les bourses, dans les différens kystes dont j'ai parlé, l'épanchement que provoque l'injection iodée reste généralement d'un rose-clair, et je suis disposé à croire que la teinte brune, chocolat, roussâtre, qu'elles prennent dans le ventre, dépend en partie d'un travail chimique dû au voisinage des matières intestinales, travail qui s'opère sous l'influence d'une sorte d'exosmose. Plus tard, et quand l'inflammation n'est pas extrême, ces matières se coagulent à la façon d'une gelée légère. Plus tard encore, nous avons vu cette gelée s'organiser, se voiler d'une lamelle qui se continue avec la surface séreuse, qui devient séreuse elle-même, qui unit les circonvolutions intestinales entre elles et qui ne paraît pas destinée à se coller aux parois abdominales.

Ce fait n'indiquerait-il pas qu'un léger glissement continuel des surfaces irritées par la teinture d'iode suffit pour les empêcher de se dépolir, de se coller aux surfaces voisines? Il semble d'un autre côté qu'enflammés par l'iode, les intestins se resserrent, se contractent d'une manière presque constante d'abord, au point de rester comme immobiles à côté les uns des autres.

L'immobilité des intestins et les adhérences que contractent leurs circonvolutions forment précisément un des inconvéniens dont il paraît difficile de débarrasser l'opération en pareil cas.

J'avais besoin à ce sujet de voir si les animaux qui ont de semblables altérations dans le ventre pouvaient boire, manger et vivre. Or les chiens qui ont survécu et que j'ai sacrifiés au bout de quelques semaines ou de deux mois, buvaient, mangeaient, se nourrissaient, avaient repris toutes les apparences d'une santé parfaite. Leur autopsie a cependant montré que, chez eux, les intestins étaient agglomérés et retenus presque immobiles par des adhérences nombreuses. De telles adhérences ne sont donc pas un obstacle absolu à la nutrition, à l'accomplissement de la digestion de l'individu, au rétablissement d'une santé régulière, à l'exercice de la vie.

J'ajouterai maintenant que deux fois déjà j'ai pu constater

la même chose dans l'espèce humaine. Une première fois, avec M. Bretonneau, à l'hôpital de Tours, une seconde fois à l'hôpital de la Faculté pendant que M. Roux en faisait le service. Ici c'était une jeune fille, âgée de 19 ans, qui avait été guérie d'une ascite huit ans auparavant à l'hôpital des enfans; là il s'agissait d'un militaire hydropique autrefois, et guéri depuis plusieurs années.

A l'autopsie de ces deux sujets, qui moururent de maladie étrangère aux organes du bas-ventre et qui s'étaient long-temps bien portés depuis leur hydropisie, nous trouvâmes des adhérences nombreuses, variées, anciennes, qui réunissaient les circonvolutions intestinales entre elles, qui avaient ratatiné les épiploons et qui se voyaient également entre le foie, la rate, l'estomac et les autres organes du voisinage.

Nous avons vu également que ce qui reste de cette gelée au fond des circonvolutions intestinales entre les replis du mésentère, disparaît insensiblement par absorption, en ne laissant que quelques légères adhèrences comme trace de son existence.

Tout ceci ne prouve-t-il pas que la matière épanchée dans le péritoine, à l'occasion des injections iodées, est une matière organisable inoffensive, susceptible d'être résorbée ou détruite par les propres forces de l'organisme?

La guérison des hydropisies, après les injections iodées, les injections irritantes, dépendrait ainsi des qualités adhésives de l'inflammation. En effet, que la teinture d'iode ait été mêlée à l'eau dans la proportion d'un quart, d'un cinquième, d'un sixième ou même d'un dixième, elle a toujours fait naître, dans le péritoine de nos chiens, des adhérences plus ou moins avancées, mais générales, entre les points de l'intestin ou des autres organes restés en contact. Cependant il y a ceci de remarquable, c'est que si les circonvolutions intestinales se sont toujours collées entre elles, si la face concave du foie et la face concave de la rate, ont contracté des adhérences avec le tube digestif, les régions convexes de tous ces organes sont restées libres dans leurs rapports avec les parois mobiles de l'abdomen.

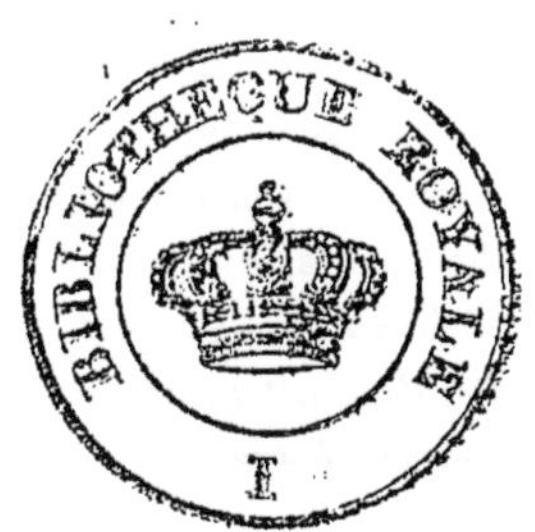

TABLE DES MATIÈRES.

www.ingramcontent.com/pod-product-compliance
Ingram Content Group UK Ltd.
Pitfield, Milton Keynes, MK11 3LW, UK
UKHW021055230726
13926UKWH00004B/1872